U0325549

# 多区正向
# 光学离焦技术应用
# 与近视管理

Defocus Incorporated Multiple
Segments (DIMS) & Myopia Management

李梦华　编著

姬贝贝　插图

郑州大学出版社

**图书在版编目(CIP)数据**

多区正向光学离焦技术应用与近视管理／李梦华编著. — 郑州：
郑州大学出版社，2023.4
ISBN 978-7-5645-9650-7

Ⅰ. ①多… Ⅱ. ①李… Ⅲ. ①屈光学②近视 – 研究 Ⅳ. ①R778

中国版本图书馆 CIP 数据核字（2023）第 055017 号

多区正向光学离焦技术应用与近视管理
DUOQU ZHENGXIANG GUANGXUE LIJIAO JISHU YINGYONG YU JINSHI
GUANLI

| | | | | |
|---|---|---|---|---|
| 策划编辑 | 李龙传 杨 鹏 | 封面设计 | 邴 涛 | |
| 责任编辑 | 李龙传 杨 鹏 | 版式设计 | 苏永生 | |
| 责任校对 | 刘 莉 | 责任监制 | 李瑞卿 | |

| | | | | |
|---|---|---|---|---|
| 出版发行 | 郑州大学出版社 | 地　址 | 郑州市大学路 40 号（450052） | |
| 出版人 | 孙保营 | 网　址 | http://www.zzup.cn | |
| 经　销 | 全国新华书店 | 发行电话 | 0371-66966070 | |
| 印　刷 | 河南瑞之光印刷股份有限公司 | | | |
| 开　本 | 710 mm×1 010 mm 1／16 | | | |
| 印　张 | 12.5 | 字　数 | 169 千字 | |
| 版　次 | 2023 年 4 月第 1 版 | 印　次 | 2023 年 4 月第 1 次印刷 | |

| | | | |
|---|---|---|---|
| 书　号 | ISBN 978-7-5645-9650-7 | 定　价 | 79.00 元 |

本书如有印装质量问题,请与本社联系调换。

# 前　言

　　近年来,我国儿童和青少年近视发生率居高不下,已成为千家万户迫切关心的问题。调查显示,我国儿童和青少年总体近视率为 52.7%,其中 6 岁以下儿童近视率约为 14.3%、小学生近视率约为 35.6%、初中生近视率约为 71.1%、高中生近视率约为 80.5%。近视的发生和发展逐渐呈现低龄化、高度化的趋势,这既是对当下近视现状的真实反馈,更是对未来国民视觉健康的担忧!

　　加强科学用眼的宣教与近视管理的研究迫在眉睫,国家八部委联合签署印发了《综合防控儿童青少年近视实施方案》,全社会都要行动起来,共同呵护好孩子的眼睛,让他们拥有一个光明的未来。作为视光工作者,更感责任重大、使命光荣。本着博观约取、专注一端、深入探求的精神,根据多年经验和临床观察,本人对多区正向光学离焦技术与近视管理的效果进行总结,形成本书,以分享读者。

　　本书主要内容包括近视发生发展的理论研究、多区正向光学离焦技术镜片的由来及验配相关技术、近视管理有效行为塑造及常见近视问题的科普等。对于近视发病机制的研究与近视管理方案的探索,始终是国内外学术界关心的热点,但因受到群体广,时间跨度长,生活习惯、饮食环境、个体基因差异,研究样本的稳定性、可控性难以把握等诸多因素影响,多年来研究进展缓慢但也从未停止。近视管理的探索方向和思路,向着多元化、多方向的局面发展,可谓同向而殊途。从这个角度讲,近视管理是近视防控的综合措施或系统性工程,需要学生及其家长共同努力,绝不是一朝一夕之事。

希望本书能为视光从业者及关心孩子视力健康的家长提供帮助。

在本书编撰过程中，得到了李萍、张菊、钱华、黄送霖等同事的大力支持，他们在素材的收集与整理过程中给予了很大的帮助，我也阅读了多位同道的著作与成果，在此一并感谢，感谢他们为近视管理做出的努力与贡献。

李梦华

2023 年 3 月 3 日

# 目录

# 目录

# 目 录

# 目录

# 目录

# 目录

# 目 录

# 第一部分

# 多区正向光学离焦技术及镜片的研究与临床反馈

## 1. 多区正向光学离焦技术是什么

多区正向光学离焦（defocus incorporated multiple segments，DIMS）技术是多点近视离焦技术的一种优秀设计，也是第一个将竞争性近视离焦理论在镜片上实现的技术，所以在早期，多区正向光学离焦技术镜片也被叫作多点近视离焦镜片（图 1-1 和图 1-2），是对其结构特征及光学效果的形象描述；后来，多点近视离焦成为一类镜片的品类名称。"多点"指的是镜片的结构特征，镜片表面分布有若干个按照一定规律排列的微透镜，在特定的角度下是可以观察到的，就像一个个的小点，这是多点近视离焦镜片能够控制近视的结构基础。"近视离焦"是镜片设计要实现的效果，因为这些小点都是正度数，起到提前聚焦的效果，所以近视离焦也被称作正向离焦。多点近视离焦镜片在给近视的配戴者提供清晰视觉的同时，微透镜能够让一部分光线成像在视网膜前，形成近视离焦，这也是它能够控制近视的光学基础。

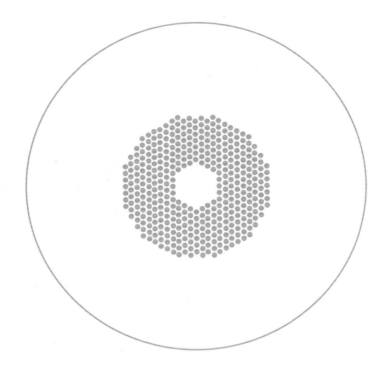

图1-1　多区正向光学离焦技术镜片示意

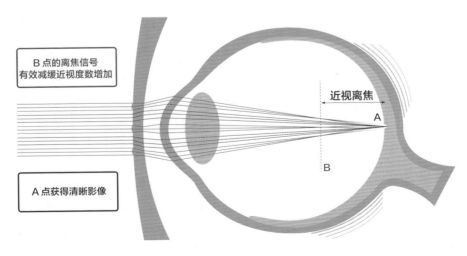

图1-2　多区正向光学离焦技术镜片光学效果

## 2. 多区正向光学离焦技术近视离焦理论的来源

　　研究人员在动物实验中,通过干扰动物的正常视觉,观察动物眼球形成屈光不正的过程,发现:在动物眼球内人为引入的不同种类离焦刺激,会对动物眼睛的生长起到截然相反的诱导作用。远视离焦(即成像在视网膜之后):动物眼球往视网膜后方的位置生长,眼轴增长,眼球的屈光状态向近视发展。近视离焦(即成像在视网膜之前):动物眼球往视网膜前方的位置生长,眼轴变短,眼球的屈光状态向远视发展。因此,研究人员们提出这样一种猜想:如果在眼内引入近视离焦,诱导眼轴变短,使眼球的屈光状态向远视发展,岂不是可以起到控制近视的效果?

　　为了探索在眼球内引入近视离焦来控制近视的方法,研究人员又设计了一个特殊的动物实验:双向竞争性离焦对眼睛生长的影响。

　　在这一动物实验中使用的工具,是一种特殊设计的镜片(镜片上的光学区域分为两部分,一部分为某一个正光度,而其余部分为另一个负光度),动物在配戴这种镜片后,会在眼内同时形成近视离焦与远视离焦。研究人员通过改变动物实验中所使用的这种特殊镜片正负光度的绝对值、正负光度区域在镜片上的占比,进行了一系列的研究,得出结论:近视离焦度数的绝对值大小、近视离焦与远视离焦区域的比例能够影响动物眼球的生长。此后,研究人员们又以哺乳动物为研究对象,进行了一系列的临床试验,得出结论:近视离焦(成像在视网膜前)能够减缓眼球增长。

　　在动物实验中取得了普遍的成功后,结合当前近视在全球爆发的现状,竞争性近视离焦的研究方向开始逐渐转向临床应用,研究人员们开始探索近视离焦用于人类近视的研究管理。

## 3. 早期动物实验的成就

自20世纪70年代以来,研究人员们就相继建立了近视研究的各种动物模型,为近视发病机制的探索和研究提供了强有力的支持。

目前研究人员们已经成功建立了猴、树鼩、小鼠、豚鼠、鸡等常见近视模型。这些常见近视模型动物的眼球结构和发育特点存在差异,以致其在近视研究中的应用也各不相同。鸡的眼球结构与人类存在较大差异:鸡的巩膜由软骨层和纤维层构成,主要含Ⅱ型胶原纤维;而人类巩膜只有纤维层,主要由Ⅰ型胶原纤维组成;在近视发生过程中,鸡的眼球扩大主要由于软骨层增厚,蛋白聚糖合成增多;而人类的眼球扩张主要表现为后极部巩膜细胞外基质重塑,纤维层变薄,蛋白聚糖合成减少。另外,鸡的睫状肌是横纹肌,含有烟碱类受体;人类的睫状肌是平滑肌,含毒蕈碱类受体。此外,虽然树鼩在近视研究中有应用,且眼球结构与人类相似,但因其分布少、不易获得、驯化困难、基因组数据缺乏等缺点,使得树鼩难以成为常用的模式动物。猴的视网膜黄斑部有中心凹,眼球结构与发育特点与人类最接近,实验结果对临床研究和应用的可靠性高,常用的是狨猴和恒河猴。然而,猴的近视模型实验周期长、成本高、配合性差、难以完成大样本量的实验等缺点限制了其广泛应用。目前C57BL/6J小鼠和有色豚鼠是应用广泛、成本较低的近视模型。豚鼠性情温顺,配合度好,眼球发育的过程与人类相似,眼球较大,有利于眼部参数的测量,但饲养过程中需注意及时补充维生素。小鼠易于获得和饲养,其眼球结构与人类相似;另外,小鼠繁殖力强,已具有完整的基因组信息和成熟的基因操控方法,这些优点使得这一动物模型广泛应用于近视研究。虽然小鼠眼球小,屈光介质的光学质量差,但目前利用步进电机式光学相干断层扫描仪

（optical coherence tomography，OCT）可成功测量小鼠的活体眼球参数。有研究人员成功建立了 CBA/CAJ 小鼠的形觉剥夺性近视模型，该品系小鼠具备褪黑素合成能力，与人类近视的可比性更强。有研究团队应用循证医学的方法，总结了人类全基因组关联分析以及近视动物模型转录组和蛋白质组分析的结果，发现与动物近视相关的基因与人类近视基因位点附近的基因有显著重叠，表明动物模型与人类在近视的发病机制存在相似性，这进一步证实了动物实验研究的可靠性。

## 4. 实验动物模型与多区正向光学离焦技术诞生的相关性

在近视动物模型上，经典的近视诱导方法主要有两大类：形觉剥夺性近视（form‑deprivated myopia，FDM）和光学离焦性近视（lens‑induced myopia，LIM）。有研究人员于 1977 年通过缝合幼猴眼睑，最早建立了 FDM 模型。后来相继出现配戴弥散眼罩、头套或镜片等无创性方法，使物像无法聚焦在视网膜上，引起眼球扩大而形成 FDM。

在 1983 年，此研究团队又通过给猕猴配戴负镜片，首次成功构建了 LIM 模型。目前激光手术、配戴凹透镜等方法均能使物像聚焦于视网膜后方，引起眼轴代偿性延长而形成 LIM。这两种近视模型的建立为近视研究奠定了实验基础。FDM 和 LIM 具体的诱导方法多种多样，各有优缺点。例如，眼睑缝合可能会造成眼睑粘连，挤压角膜，引发感染等不良反应，从而影响实验效果，且不易形成近视恢复模型。而弥散眼罩不会挤压角膜，容易形成近视恢复模型，操作相对简单，因而广泛应用于 FDM 模型。另外，相比高成本、操作复杂的激光手术，聚甲基丙烯酸甲酯（polymethyl methacrylate，PMMA）镜片易于操作和获得，在 LIM 模型构建中应用甚广。

有研究人员给予 4 周龄豚鼠单眼头套遮盖或–7 D PMMA 镜片处理后,在 14 天内分别诱导出约–3 D 和–2 D 的轴性近视。又有研究人员设计出新型头戴式框架镜,可用于小鼠 LIM 模型的构建。FDM 模型可用来模拟由于先天性白内障、儿童高度上睑下垂等眼部疾病造成的早期形觉剥夺,而早期形觉剥夺虽然能引起患者的眼轴延长,但患病率较低;因此,FDM 在近视人群中所占的比例极低。而 LIM 模型引起的眼轴延长使视网膜后方的物像聚焦在视网膜上,是模糊物像变为清晰物像的过程,更适合模拟人类单纯性近视。FDM 和 LIM 相关药理学、多巴胺机制、光照作用、反应时间等的研究指出,FDM 和 LIM 的发病机制不尽相同,FDM 模型的研究结果要谨慎地推广应用。

近年来,周边视网膜的视觉信息在眼球生长发育过程中发挥的作用引起了广泛关注。临床研究表明,周边远视离焦可刺激眼球生长,是近视发生发展的危险因素之一。动物实验与临床研究的结论一致。通过给猕猴配戴中央区度数为 0 D,环形周边度数为+5 D(焦点落在视网膜前方,形成周边近视离焦)或–5 D(焦点落在视网膜后方,形成周边远视离焦)的接触镜处理后发现,+5/0 D 处理眼相比对侧眼,近视发展速度减慢;–5/0 D 处理眼相比对侧眼,近视发展速度加快,表明周边近视性离焦减缓近视发展,而周边远视性离焦促进近视发展。研究人员还分别给予恒河猴鼻侧视野+3 D、颞侧视野 0 D 的镜片处理,以及全视野+3 D 镜片处理,发现 2 组处理眼相比对侧眼均表现为玻璃体腔变短、屈光度数减少。此研究结论在非灵长类动物实验中也得到证实。有研究团队将新生的小鸡分为 3 组,正常组配戴–10 D 的球镜,处理组分别配戴中央区–10 D、周边度数低于中央区的 2 种特殊设计的镜片,使得周边相对中央区而言为近视离焦,同样发现周边近视离焦可引起处理眼形成相对远视,且此效果随周边近视离焦度数的增加更显著。近期研究进一步表明,周边远视离焦可诱导豚鼠处理眼中央区屈光度的下降以及眼轴延长。目前已有多种矫正方法,如角膜塑形镜、双光镜、渐进镜等,可通过改善周边远视离焦延缓近视发展,但都有一定的局限性:双光镜与渐进镜的近视控制效果的临床意义不显著,而角膜塑形镜对患者年龄、角膜形态等有严格要求,且使得感染性角膜炎的患病风险增加,这提示从分子机制进一步探寻周边离焦的具体机制,有利于开发出更具针对性的近视管理的干预措施。

在一项研究中,研究人员发现在给出生1周左右的小鸡眼前戴透镜时,如果小鸡眼前戴的是负透镜,焦点落在视网膜后方,1周以后小鸡的眼轴变长了;当在小鸡眼前戴正透镜,焦点在视网膜前方,结果发现小鸡的眼轴缩短了。

离焦实验的结果是近视性离焦会诱发小鸡眼轴缩短,而远视性离焦会诱发小鸡的眼轴变长。有科学团队做了一个实验,实验方法是设计一种新型双焦度透镜,能够在小鸡眼内同时形成近视性离焦和远视性离焦,以探究同时呈现的近视和远视离焦对雏鸡屈光发育的影响。在实验中,他们为 7~8 日龄的正常雏鸡在一只眼睛上安装了这种特殊设计的双焦度透镜,在另一只眼睛(对照眼)上安装了平面透镜。在实验中,分别测试了+20/−10 D 的双焦度透镜、+10/−10 D 的双焦度透镜、+5/−10 D 的双焦度透镜和 plano(平光)/−10 D 的双焦度透镜,以及具有不同比表面积(50∶50、33∶67和25∶75)的+10/−10 D 透镜。在配戴特殊设计的双焦度透镜6天后,分别通过检影验光及高频超声评估小鸡眼球的屈光度和眼轴长度。同时,还做了另外一组实验,这组实验旨在测试配戴双焦度镜片对近视眼屈光发育影响。在配戴−10 D 镜片6天诱发近视后,给雏鸡配戴双焦度+10/−10 D 镜片6天。结果:眼前有正镜片的小鸡的眼轴缩短了;眼前加负透镜的小鸡的眼轴变长了;等量的近视性离焦和远视性离焦信号作用于视网膜时,近视性离焦控制近视度数的作用更强。

这个实验得出了结论:鸡视网膜能识别光学离焦的信号和大小。鸡眼能够整合同时呈现的聚焦于视网膜前后两侧的图像的模糊线索,并相应地调节它们的屈光发展。这意味着视觉环境中离焦的复杂性可能在近视的发病机制中起着关键作用。这一结果为防控近视的发展提供了一种新的合理的方法。

在小鸡实验中发现了这些重要的规律后,研究人员们又以哺乳动物为研究对象,进行了一系列的实验,发现在小鸡实验中的研究结论在哺乳动物身上同样有效,进一步证实了近视离焦对于减缓哺乳动物眼球伸长的有效性。

在动物实验应用近视离焦来控制近视获得成功之后,伴随着全球范围内近视人群不断增多的严峻现状,研究人员们开始探索将近视离焦用于人类近视管理的研究。近视离焦的研究方向开始逐渐转向临床应用。

率先将近视离焦用于人类近视管理的研究,是基于一款软性角膜接触镜来进行的,它在角膜接触镜上突破性地采用了同心圆交叉分布的设计(图1-3),图中白色表示有屈光矫正度数的区域,灰色表示具有近视离焦度数的区域,两个区域的面积比为1∶1。它在为配戴者提供清晰视觉的同时,能够在眼内形成持续的近视离焦。

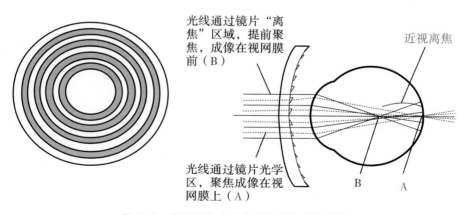

图1-3　多区正向光学离焦技术角膜接触镜

在 2007 年,研究人员开始让儿童配戴这款角膜接触镜,进行为期 2 年的临床试验,这一临床试验在 2 年内比较了配戴这款角膜接触镜和普通单焦角膜接触镜儿童的屈光不正度和眼轴长度的变化。试验结果证实了:配戴这款基于近视离焦设计的角膜接触镜能够有效控制配戴儿童的屈光不正度和眼轴长度的增长;这一结果进一步证实了近视离焦对于控制人类近视发展的有效性。不过,角膜接触镜作为直接接触角膜的产品,在日常配戴与护理等方面对于配戴儿童的依从性和卫生习惯都有更高的要求,在实际使用的过程中,相比框架眼镜镜片受到更多条件的限制,如果可以在眼镜镜片上实现同样的效果,将可以为众多的近视儿童及青少年提供一个更安全、更方便的选择。

　　研究框架眼镜的大镜片会面临怎样的挑战呢? 角膜接触镜配戴之后可以跟随眼球一起转动,因此它采用的同心圆设计能够满足为配戴者同时提供稳定的清晰视力和近视离焦的要求。而眼镜镜片不能跟随眼球一同转动(图 1-4),所以和角膜接触镜一样采取同心圆设计并不能够为眼镜镜片带来理想的光学功能。因此,想要在眼镜片上实现同样的近视控制效果,就需要在光学设计上另辟蹊径。

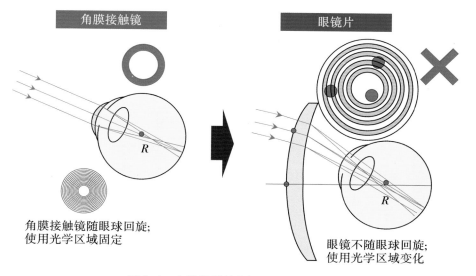

图 1-4　角膜接触镜和框架眼镜配戴效果

要想在框架眼镜镜片上实现同样的功能,就对镜片的设计提出了以下要求:在镜片上任何位置,瞳孔大小的范围内,既要有正焦和近视离焦两个屈光度存在,同时两个屈光度的面积之比需要保持稳定。针对以上的设计要求,豪雅光学的研发团队经过反复论证,提出了新的解决方案(图1-5)。

瞳孔大小

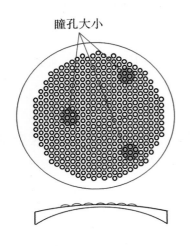

**设计要求**
在镜片上任何位置,瞳孔大小的范围内
· 有正焦和近视离焦两个屈光度存在
· 两个屈光度的面积之比保持稳定

**设计方案**
· 用小凸透镜代替圆环,实现离焦度数
· 在镜片上正三角形密集布置小凸透镜
· 调整小凸透镜的大小和间隔,使得在镜片任何位置
· 瞳孔大小的范围内,离焦度数面积和矫正度数面积比例稳定(目标50∶50)

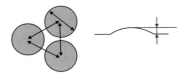

**图1-5 多区正向光学离焦技术镜片设计思路**

多区正向光学离焦技术第一次在眼镜片上实现了同时具有屈光矫正功能和近视离焦功能,将竞争性近视离焦理论变为实物,为儿童近视管理提供全新的解决方案。

光线透过镜片的矫正区域,聚焦在视网膜上,形成清晰的像;而透过离焦区的光线,则在视网膜前聚焦,形成多个离焦像(图1-6),所以与相同度数的单光镜片相比,通过多区正向光学离焦技术镜片的离焦区域去看时,对比度会略有下降(图1-7)。

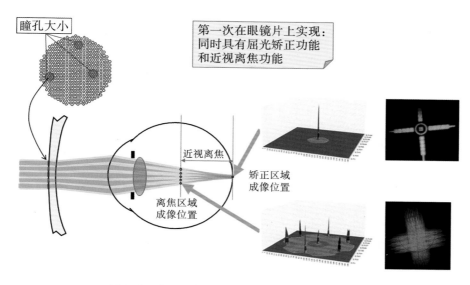

图1-6　多区正向光学离焦技术镜片的光学效果

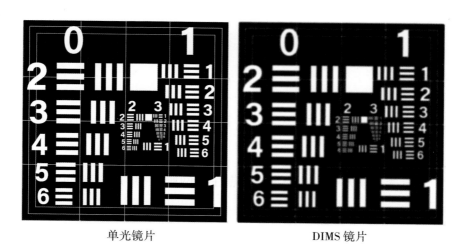

图1-7　电脑模拟单光镜片、多区正向光学离焦技术镜片视网膜呈像比较

考虑到配戴者日常配戴使用时的视觉效果,最终的实际产品有小凸透镜的离焦区域,分布在镜片直径约 30 mm 的范围内,镜片中心直径约 9 mm 的范围没有小凸透镜(图1-8)。

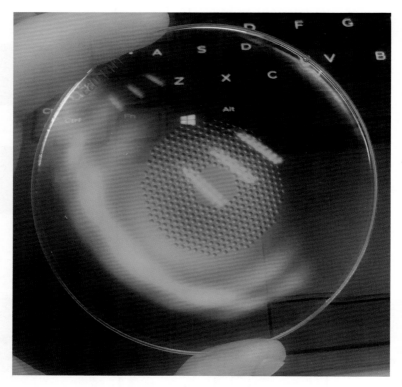

**图1-8 多区正向光学离焦技术镜片实物**

基于多区正向光学离焦技术镜片独特的设计结构,镜片分为进行屈光矫正的单光镜片部分及形成近视离焦的小凸透镜群,一半光线聚焦在视网膜上,为配戴者在对比度下降的基础上维持了较理想的视力(图1-9)。

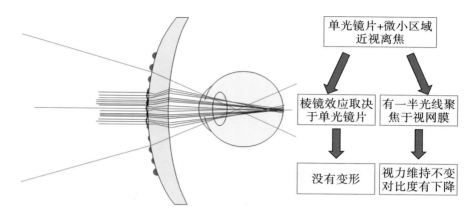

图1-9　DIMS镜片的特征

与目前其他框架眼镜产品中近视管理镜片产品的光学效果相比，多区正向光学离焦技术镜片的变形量最少，调节与集合的关系与相同光度的单光镜片一致，这两个特点使得它能够被更广泛的人群配戴。

## 5. 多区正向光学离焦技术镜片的"多点"如何排列才科学

多区正向光学离焦技术镜片上市以来，在青少年近视管理方面取得了优异的效果，深得从业人员及家长的推崇。目前，市面上已经有多种基于竞争性近视离焦理论的多点近视离焦镜片，其"多点"的分布形态各异，到底哪种分布的效果更好呢？

我们知道，光线透过多区正向光学离焦技术镜片进入瞳孔的光分成两部分（图1-10）：一部分通过屈光矫正区，聚焦在视网膜上形成清晰像【A】，另一部分通过离焦区，视线经过每个微透镜的光形成一个焦点【D】，这些微透镜的焦点虽然不重合，但在视网膜上的光斑是重合的，这个光斑会形成一个模糊像【C】，和矫正度数形成的清晰像叠加在一起，就是戴多区正向光学离焦技术镜片看到的像【B】。

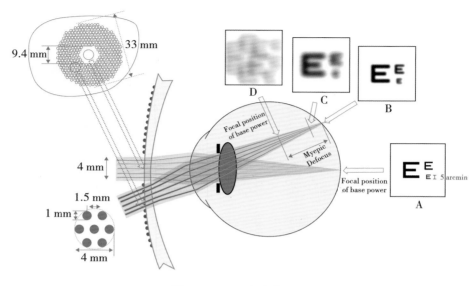

图 1-10　DIMS 成像效果

　　图 1-7 是戴多区正向光学离焦技术镜片及单光镜片视网膜像的模拟对比图,左边是单光镜片的像,右边是多区正向光学离焦技术镜片的像(是一个清晰像和一个模糊像的叠加的效果)。从图中可以看出:配戴两种镜片后视力的分辨率差别不大,但配戴多区正向光学离焦技术镜片其对比度有所降低,这也许就是近视控制需要付出的代价。简而言之,配戴多区正向光学离焦技术镜片的孩子一般都会出现这种因对比度下降而导致的视物模糊的感觉,但这是正常的!

　　有研究人员针对多点近视离焦镜片的"多点"分布形态与视觉效果做了研究,一类是微透镜同心圆分布,另一类是蜂窝状正三角形分布。经过计算分析和实际测量,得出结论:在低空间频率领域(快速捕捉目标的能力)确实同心圆分布设计对比度高一些,而在高频率空间(分辨目标细节的能力)蜂窝状正三角形网格设计的比同心圆分布设计要好。

　　为什么会这样呢? 因为在直径 4 mm 的瞳孔范围内(相当于下方

红圈大小),同心圆设计的有4个微透镜,蜂窝状正三角形网格设计的有7个(图1-11)。

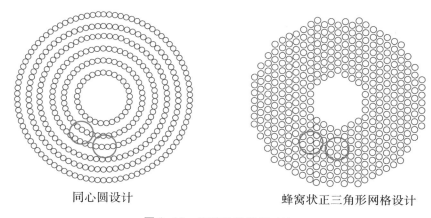

同心圆设计　　　　　　　　蜂窝状正三角形网格设计

**图1-11　两种设计效果对比**

如果比较瞳孔范围内矫正区域的面积大小:同心圆设计的比蜂窝状设计的要更大。

按矫正区域面积占比来衡量的话:同心圆设计的为70%;蜂窝状正三角形网格设计的为50%。因此才会得出同心圆设计的静态视觉效果要好一些,看得更清晰一些。

在日常使用时眼睛要不断转动,所以我们不仅要考虑配戴镜片后静态的成像清晰度,还要确保眼睛转动过程中视觉质量的稳定性。要确保稳定性,微透镜的分布一定要均匀,无论眼睛视线落在镜片上的任何位置,其视网膜上成像的光学质量不应该有很大的差别。

如图1-12,同心圆设计的镜片,微透镜在瞳孔范围内的分布不太均匀,瞳孔内的微透镜数量可能有4个,也可能有6个,光学质量有时候好、有时候不好;视野范围里面有的地方好、有的地方不好,视觉质量相对不稳定。

蜂窝状正三角形网格设计的镜片,无论视线在镜片微透镜区域的任何位置,瞳孔内的微透镜都是6~7个,相对更稳定。如果比较矫正区域面积占比的话,同心圆设计的会在50%~70%变化,蜂窝状正三角形网格设计的维持在50%左右。但如果在眼睛视线移动、动态的情况下，我们可以看到蜂窝状正三角形网格设计的视觉质量很稳定，而同心圆设计的视觉质量变化很大，忽高忽低，非常容易引起视疲劳。

综上可知，同心圆设计的镜片，瞳孔内微透镜数量随镜片位置变化而变化，眼球转运时视觉质量不稳定；蜂窝状正三角形网格设计的镜片瞳孔内微透镜数量不随镜片位置变化而变化，眼球转动时视觉质量稳定。根据患者眼睛现状及配镜诉求选择最适合他的产品，这就需要验配师充分了解各类产品的特性及适应证，给患者配适最适合他情况的多点近视离焦镜片。

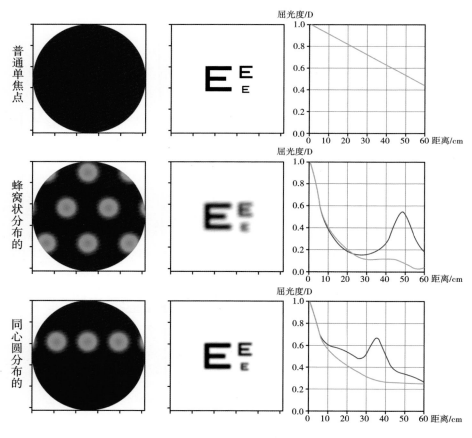

图1-12　不同设计镜片的静态下的视觉图像质量

## 6. 多点近视离焦与近视离焦有什么区别

这是一个很好的问题,从光学效果上看,近视或者近视欠矫在看远时都是产生近视离焦的效果,即清晰的像都成在了视网膜的前面(图1-13),当看近的时候,视网膜是有机会获得清晰像的,这种视网膜获得像就会出现清晰与模糊的交替,视网膜无法总是得到清晰的像,相关临床试验已经证明,模糊像会刺激近视的发生与快速发展,同时也把近视欠矫的处方叫作错误处方。多区正向光学离焦技术焦镜片(图1-14),首先它的母片矫正了屈光不正,解决了视网膜清晰像的问题,并且这个清晰像与注视距离无关,无论看远看近,都是清晰的,同时,正度数的子片(多点)在视网膜的近中心区域形成了数个近视离焦的小影像,这些离焦的像有效地延缓了眼球的过快生长,控制了近视的过快生长。综上所述,在提供清晰视力的同时,如能形成持续的近视离焦,就能够有效控制近视的发展;如果近视不能使视网膜获得清晰的像,会导致近视度数过快增长。

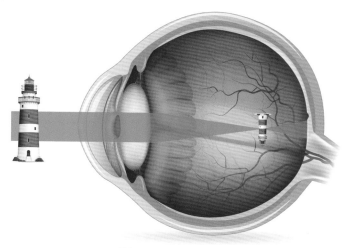

**图1-13 近视呈像示意**

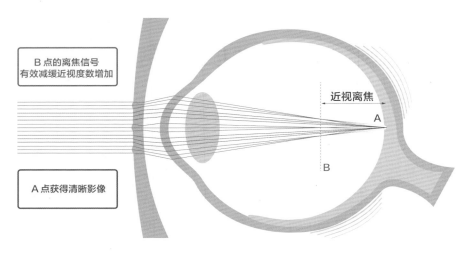

图1-14　多区正向光学离焦技术镜片纠正视力效果示意

## 7. 多区正向光学离焦技术镜片近视管理效果与其他产品有什么优势

目前用于管理儿童近视进展的各种干预措施,分为四大类:光学干预,药物,改善环境与行为习惯,以及稳定近视眼睛度数的手术干预。无论使用哪种干预措施,都需考虑当前的治疗方法,以及使用受限和(或)正在接受临床试验的治疗方法。

对于儿童,使用框架眼镜来减缓近视发展与其他光学方式相比有许多优点,因为它们易于验配,认可和耐受性高,大多数人都负担得起,并且几乎是无创的。基于框架眼镜的干预措施包括渐进多焦点框架镜、双光镜、双光棱镜、周边离焦设计框架眼镜、多区正向光学离焦技术框架眼镜;《近视管理白皮书(2019)》中对各框架眼镜的近视管理效果进行了分享。

1)亚洲儿童及青少年配戴渐进多焦框架镜后,眼轴延缓量平均为

0.05 mm/年,屈光度数延缓量平均为 0.17 D/年,近视控制效力弱 。

2）亚洲儿童及青少年配戴双光镜后,眼轴延缓量平均为 0.08 mm/年,近视程度延缓量平均为 0.26 D/年,近视控制效力弱 。

3）亚洲儿童及青少年配戴双光棱镜后,眼轴延缓量平均为 0.09 mm/年,近视程度延缓量平均为 0.34 D/年,近视控制效力中等 。

4）亚洲儿童及青少年配戴周边离焦设计框架眼镜后,眼轴延缓量平均为 0.05 mm/年,近视程度延缓量平均为 0.12 D/年,近视控制效力弱 。

5）亚洲儿童及青少年配戴多点近视离焦框架眼镜后,眼轴延缓量平均为 0.16 mm/年,近视程度延缓量平均为 0.28 D/年,近视控制效力中等 。

目前关于多区正向光学离焦技术镜片的临床研究,最长时长的是豪雅集团的新乐学,已经有 6 年的临床数据,其核心结果总结如下。

1）配戴新乐学镜片在 6 年中累计度数增长在 -1.00 D 以内（-0.15 D/年）,累计眼轴增长在 0.6 mm 以内（0.1 mm/年）,持续保持了稳定的近视管理效果。

2）与前两年随机对照组试验期间的初始近视进展率或与一般人群近视进展率相比,停止配戴新乐学眼镜的儿童没有出现近视度数快速反弹。

3）新乐学为儿童及青少年的近视管理提供了以一种安全有效且无侵入性、方便的管理方法。

## 8. 多区正向光学离焦技术镜片可以和低浓度阿托品联合使用吗

多区正向光学离焦技术镜片通过光学成像实现近视管理效果,光学区在给配戴者提供清晰视觉的同时,微透镜能够让一部分光线成像在视网膜前,形成近视离焦,这就是多区正向光学离焦技术镜片能够延缓眼轴增长的光学基础;而低浓度阿托品对眼轴增长的控制是直接通过作用于视网膜和巩膜,由 M1 和 M4 受体介导,通过作用于 M1 和 M4 受体实现的;两者的作用机制并不相同。但低浓度阿托品具有一定的散瞳作用,可以扩大多区正向光学离焦技术镜片上"多点"对视网膜近视离焦像的面积,增加效果。综上,两者是可以联合使用的。

## 9. 多区正向光学离焦技术镜片为什么要长时间配戴才有效果

我们来回顾一下多区正向光学离焦技术的原理——竞争性近视离焦理论:在动物正视化的研究中,已经发现了视网膜会向着光学离焦所在的方向生长,聚焦在视网膜后的远视离焦会诱导眼球向眼轴增长的方向生长,而聚焦在视网膜前的近视离焦像会诱导眼球向眼轴变短的方向生长。

动物实验及临床研究均证明在提供清晰视力的同时,如果能在眼内形成持续的近视离焦,那么就可以有效减缓近视发展。

简单点说就是在保证视力良好情况下,如果眼内同时存在近视离焦信号就可以有效减缓眼轴的增长。而采用多区正向光学离焦技术设计的镜片在配戴时可以同时满足视力矫正与持续提供近视离焦信号的需求,长时间配戴,可以对减缓眼轴的增长起长效的效果,近视管理效果更好。

## 10. 验配多区正向光学离焦技术镜片为什么要足矫

家长们对于孩子配镜总有很多误区,其中之一就是——眼镜度数不能配太足,能看清 1.0 就行,配镜度数过高反而促使孩子度数增长快,让我们来看看下面的临床研究(图 1-15)。

结果表明:24 个月后足矫组近视平均增加-0.77 D,欠矫组增加-1.00 D,两组间有显著差异(图 1-15 标黄部分)。欠矫组近视进展更快! 所以,要想孩子的近视度数增长减缓,配多区正向光学离焦技术镜片的同时一定要用足矫的处方度数配镜。

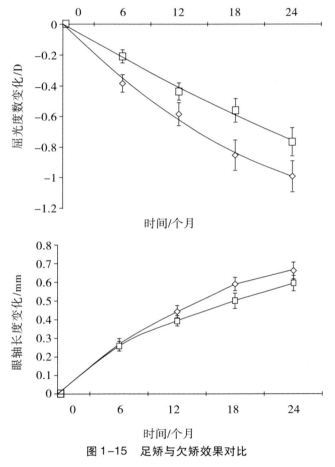

图 1-15　足矫与欠矫效果对比

在实际临床工作中,对第一次戴镜且度数又比较高的孩子,配镜处方为足矫时,眼镜的实际配戴舒适度欠佳,比如会出现距离感失真、眩晕等感觉。这主要是因为近视眼长期处于未矫正状态下,调节紧张功能使用不足,与之相对应的集合功能要维持双眼单视,而形成了一种未矫正状态下的异常匹配。一旦矫正后,眼睛的调节和集合要形成新的匹配关系,短时间内会感到不适。所以,如果足矫度数试戴时出现无法适应的情况,建议两种处理方案如下。

方案一:足矫处方配多区正向光学离焦技术镜片,并辅助相应的视觉训练,使眼睛的调节和集合的匹配关系尽快恢复到正常状态。一旦视功能恢复正常,足矫配戴的不适感便会消失。

方案二:如果最佳矫正视力高于1.0,按照1.0的标准视力适度欠矫,配普通单光镜片;如果最佳视力低于1.0,按照可接受的最大度数配普通单光镜片。配戴镜片后3个月定期复查,关注屈光度及眼轴变化,适应后,再用足矫度数换配多区正向光学离焦技术镜片。让眼睛调节和集合匹配关系的改变有个循序渐进的过程。

总之,不论是哪种方案,最终的结果都是让孩子配戴一副足矫的眼镜。

## 11. 多区正向光学离焦技术镜片的视野是否会受到限制

框架眼镜在这一点上面临着共同的挑战:配戴者无法始终保持通过镜片光学中心去看物体的状态。配戴者的眼球一旦转动,视线经过镜片不同区域,镜片将难以实现设计时希望达到的光学效果。而对于大部分配戴者来说,通过镜片各区域观察目标是配戴时的常态,这一情况使得框架眼镜普遍难以达到理想的近视控制效果。

而多区正向光学离焦技术镜片采用了独特的多区正向光学离焦技术设计,镜片上分布的396个微型透镜中每一个都能为配戴者提供近视离焦功能,当配戴者眼睛转向镜片上不同区域时,这个区域中的微型透镜就会发挥作用。这项突破性的设计解决了以往框架眼镜产品无法解决的问题,它让镜片能够不受眼球旋转的影响,持续为配戴者提供近视离焦。

当配戴者的眼睛转向镜片上分布有小镜片的区域时,光线按照是否经过微型透镜可分成两部分。一部分不经过微型透镜的光线会聚焦在视网膜上,为配戴者提供清晰视力;另一部分经过微型透镜的光线的焦点会落在视网膜前,形成近视离焦。通过多区正向光学离焦技术这项独特的技术,使镜片实现在提供屈光矫正的同时,为配戴者提供持续近视离焦的效果,最终帮助配戴者减缓近视度数的增长。

## 12.周边离焦技术与多区正向光学离焦技术有什么区别

多区正向光学离焦技术是多点近视离焦的一种优秀设计,与周边离焦技术都属于离焦技术的范畴,周边离焦与多点近视离焦虽然都是离焦理论在近视控制方面的应用,但是控制视网膜上离焦产生的部位不同。周边离焦在提供清晰的视网膜中心像的同时,减少视网膜周边的远视离焦,从而降低远视性离焦对眼轴生长的刺激。而多区正向光学离焦技术则是在提供视网膜中心像清晰的同时,在视网膜近中心区域产生近视性的离焦,产生"光学诱导"的信号来延缓眼轴生长。相对于作用在视网膜周边,作用于视网膜中心效果更好。无论是应用周边离焦技术还是中心近视离焦技术,前提都要保证视网膜中心像的清晰。

## 13. 多区正向光学离焦技术镜片的适配人群有哪些

因为多区正向光学离焦技术镜片是大镜片，不直接接触人眼，所以 18 岁以下的儿童及青少年基本可配戴，且临床上发现年龄较大的孩子配戴多区正向光学离焦技术镜片的近视管理效果要好于年龄小的。另外，有人经常问：是不是调节滞后的孩子配戴效果最好或者遗传性的近视配戴就没有效果呢？关于这些情况，香港理工大学在临床试验时也做了相应的观察：发现配戴多区正向光学离焦技术镜片的孩子不论调节滞后是否存在、近视初始度数的高低及有无遗传史，都不影响其近视控制的效果。

## 14. 多区正向光学离焦技术镜片应用于临床后的效果怎么样

香港理工大学在近视管理领域的研究已有相当长的历史。随着对近视离焦理论更深入的研究，他们发现：在视网膜上成清晰像的同时，在人眼内形成近视性离焦，可以有效地控制近视度数的增长。

他们最早研发的是近视离焦软镜，但孩子的依从性不够好，主要是家长担心孩子白天上课时会滑落，对安全和效果都有担心。所以，他们考虑研发用于框架眼镜的近视离焦镜片，它的优势在于配戴框架眼镜产品不直接接触人眼，儿童及青少年患者的依从性更高。

2012 年，香港理工大学与豪雅光学决定以近视离焦理论为核心，将研发多区正向光学离焦技术镜片的合作提上日程。其间双方克服种种困难，解决了产品的研发、设计、生产问题。

2014 年,香港理工大学开始招募配戴者开展临床试验。一期临床试验一共开展了 24 个月,将 79 名配戴多区正向光学离焦技术镜片和 81 名配戴普通单焦点镜片的青少年的屈光不正度数、眼轴长度等进行了对比。试验结果表明,与配戴普通单焦点镜片的试验对象相比,多区正向光学离焦技术镜片有效控制近视度数增长的效果达 59%,控制眼轴变长的效果达 60%,这一结果已于 2017 年 9 月在英国召开的国际近视研究大会上由香港理工大学公布。与当时已在国内临床使用的其他近视管理手段的效果相比,该试验的结果更加振奋人心。

第一款多区正向光学离焦技术镜片,由豪雅光学有限公司生产,商品名为新乐学,于 2018 年 8 月在中国大陆各眼视光机构陆续应用,为安全有效的近视管理方案多了一个选择。

多区正向光学离焦技术镜片在做了 2 年的临床研究观察并证明其在近视管理方面的有效性后才上市,在进入市场之后,研究人员对临床的研究与观察并未停止,先后发布了 2 年临床效果、3 年临床效果的相关研究结果,其他第三方机构也发表了相关研究结果,证明了其在近视管理方面的有效性。多区正向光学离焦技术镜片在近视管理方面的研究是近视管理研究时间最长的研究之一,现将多区正向光学离焦技术镜片 6 年临床研究总结如下。

1)配戴多区正向光学离焦技术镜片在 6 年中累计度数增长在 −1.00 D 以内(−0.15 D/年),累计眼轴增长在 0.6 mm 以内(0.1 mm/年),持续保持了稳定的近视管理效果。

2)与前两年随机对照组试验期间的初始近视进展率或与一般人群近视进展率相比,停止配戴多区正向光学离焦技术镜片的儿童及青少年没有出现近视度数快速反弹。

3)多区正向光学离焦技术镜片为儿童及青少年的近视管理提供了以一种安全方便且无侵入性的管理方法。相关研究结果的详细信息请参阅附件一、附件二。

## 15. 多区正向光学离焦技术镜片是如何控制眼轴增长的

　　研究人员在动物实验中,通过干扰动物的正常视觉,观察动物眼球形成屈光不正的过程,发现:在动物眼球内人为引入的不同种类离焦刺激,会对动物眼睛的生长起到截然相反的诱导作用。

　　1)远视离焦(即成像在视网膜之后):动物眼球往视网膜后方的位置生长,眼轴增长,眼球的屈光状态向近视发展。

　　2)近视离焦(即成像在视网膜之前):动物眼球往视网膜前方的位置生长,眼轴变短,眼球的屈光状态向远视发展。

　　研究人员们进行了一系列的临床试验,得出结论:近视离焦(成像在视网膜前)能够减缓眼球增长。

　　多区正向光学离焦技术镜片是多点近视离焦技术的一种优秀设计,也是第一个将竞争性近视离焦理论在镜片上实现的技术。"多点"指的是镜片的结构特征,镜片表面分布有若干个按照一定规律排列的微透镜,在特定的角度下是可以观察到的,就像一个个的小点,这是多点近视离焦镜片能够控制近视的结构基础;"近视离焦"是镜片设计要实现的效果,因为这些小点都是正度数,起到提前聚焦的效果,所以近视离焦也被称作正向离焦;多点近视离焦镜片在给近视的配戴者提供清晰视觉的同时,微透镜能够让一部分光线成像在视网膜前形成近视离焦,这也是它能够延缓眼轴过快增长的光学基础。

## 16. 不近视的小朋友可以配戴多区正向光学离焦技术镜片吗

对于已经进入市场 6 个年头的多区正向光学离焦技术镜片,不管从临床研究数据,还是目前一线的验配情况来看,其在帮助已经近视的孩子减慢近视度数增长和眼轴增长方面都有着良好的表现。

近视离焦理论:在动物正视化的研究中,已经发现了视网膜会向着光学离焦所在的方向生长,聚焦在视网膜后的远视离焦会诱导眼球向眼轴增长的方向生长,而聚焦在视网膜前的近视离焦像会诱导眼球向眼轴变短的方向生长。

后续临床发现在提供清晰视力的同时,如果能在眼内形成持续的近视离焦,那么就可以有效减缓近视发展(图 1-16)。

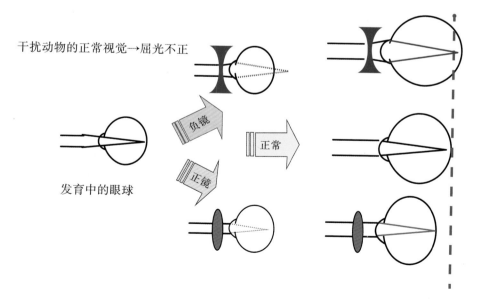

图 1-16 视觉体验影响眼睛生长

简单点说就是在保证视力良好的情况下,如果眼内同时存在近视离焦信号,可以有效减缓眼轴增长。

而多区正向光学离焦技术镜片在配戴时可以同时满足视力矫正与持续提供近视离焦信号。

所以从原理上来看,未近视的孩子配戴平光多区正向光学离焦技术镜片后,通过离焦区可以实现一半光线落在视网膜上,正常视物;一半光线落在视网膜前,起到近视离焦作用,帮助减缓眼轴增长。但实际应用中仍无充足的研究数据来证明配戴后效果,所以是否需要配戴尚无定论。

## 17. 多区正向光学离焦技术镜片与其他光学近视管理 镜片对调节和集合的影响

不同镜片对视力调节与集合影响对比见表1-1。

表1-1 不同镜片对比

| 镜片类型 | 原理 | 视近调节与集合 |
| --- | --- | --- |
| 渐进多焦点镜片 | 减少视近时调节 | 调节<集合 |
| 周边离焦镜片 | 减少视网膜周边远视性离焦 | 调节=集合 |
| 双光+棱透镜镜片 | 减少视近时调节与集合 | 调节集合与视近状况不匹配 |
| 多区正向光学离焦技术镜片 | 视网膜中心部赋予部分光线近视离焦 | 调节=集合 |

## 18. 多区正向光学离焦技术镜片上的"多点"可以看到吗

多区正向光学离焦技术镜片的外观和普通镜片是不一样的,通过特殊的观察方法,是可以看到其表面按照一定规则密集排列的特殊小点结构的,这也是多点近视离焦中"多点"的由来。要想看到这些小点,常用的观察方法有两个。

1)用手电筒或手机自带的 LED 灯从一侧直射镜片,这时在镜片另一侧的投影中就能看到许多的亮点,这些亮点就是镜片上点状结构的投影(图 1-17)。

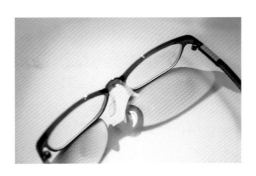

图 1-17 多区正向光学离焦技术镜片眼镜

2)利用镜片表面反光来进行观察,这与我们平时观察镜片隐形标记时利用镜片反光来观察的方法一致:当环境中有适合的光源时,将镜片置于可以明显观察到表面反光的位置,就能清楚地看到这些小点结构。

## 19. 多区正向光学离焦技术镜片上的"多点"可以用手摸到吗

多区正向光学离焦技术镜片上的"多点"通过一定的观察方法，是可以观察到的；那些小点都是位于镜片前表面的微透镜，如图（图1-18）所示，我们知道凸透镜的中心会比周边要厚，因此这些微型凸透镜的中心会比镜片表面略高，但是当我们用手去触摸时，能感觉到这些点的存在吗？我们以豪雅的新乐学为例，经过多人测试，并不能感觉出新乐学镜片与传统镀膜镜片在触感上有任何区别，为什么会这样呢？

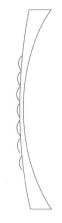

图1-18　多区正向光学离焦技术镜片侧面

这是因为每一个微型凸透镜的中心厚度只有不到1 μm，超出了人的触觉所能分辨的范围，因此通过特定的光线反射或透射时可以观察到这些微型透镜，而通过触摸则感受不到镜片表面高度的差异。这些多点是看得见但摸不着的存在。

## 20. 小孩子左右眼度数相差较大，单侧能控制不增加度数吗

这个孩子的这种情况，我们的专业术语叫作屈光参差，是一种比较复杂的屈光不正，高度数眼的近视度数快速发展诱因目前并不能确定，虽然配戴多区正向光学离焦技术镜片，低度数的效果是明显的，但高度数眼的效果是不好预测的。此时，建议从多个方面入手，做好近视管理的工作，比如良好的书写姿势、正确的握笔姿势等。

# 附件一 多区正向光学离焦技术镜片延缓近视进展：一项2年随机临床试验

## 【摘要】

**目的** 旨在确定配戴多区正向光学离焦技术（DIMS）镜片是否会延缓儿童近视的进展。

**方法** 一项为期2年的双盲随机对照试验，在183例−1.00~−5.00 D近视球镜当量（SE）和屈光参差小于或等于1.50 D的中国儿童中进行。儿童被随机分配配戴DIMS镜片（DIMS组，$n=93$）或单光镜片（SV组，$n=90$）。DIMS镜片整合了多个透镜，近视离焦为+3.50 D。每6个月测量一次屈光不正（睫状肌屈光度）和眼轴长度。

**结果** 总共160例儿童完成了研究（DIMS组79例，SV组81例）。DIMS组和SV组的2年内平均近视进展SE分别为（−0.41±0.06）D和（−0.85±0.08）D。DIMS组和SV组的平均眼轴延长分别为（0.21±0.02）mm和（0.55±0.02）mm。与SV组相比，DIMS组的近视进展显著减少了52%［平均差异（−0.44±0.09）D，95% CI（−0.73，−0.37），$P<0.0001$］，同样，DIMS组的眼轴延长显著减少了60%［平均差异（0.34±0.04）mm，95% CI（0.22，0.37），$P<0.0001$］。21.5%配戴DIMS的儿童在2年内未发生近视进展，但仅有7.4%配戴SV镜片的儿童未发生近视进展。

**结论** 每天戴DIMS眼镜可显著减慢近视学龄儿童的近视进展和眼轴延长。我们的发现表明在保持清晰视力下近视离焦可延缓近视进展。

临床试验注册号：NCT02206217。

## 【引言】

近视的发生率日益增长,在全球范围内达到了惊人的高水平。在东亚和东南亚的许多地区,高达70% ~80%的年轻人患有近视,以及高达20%儿童患有高度近视,屈光度低于-6 D。高度近视具有致盲并发症(如视网膜变性和青光眼)的高风险。毫无疑问,近视流行对个人和公共卫生都造成不良影响。事实上,近视已被世界卫生组织消除可避免失明全球倡议确定为当务之急。

目前已有数种临床干预措施用于减缓近视的进展。在对控制近视不同干预措施的疗效进行的一项综合分析中,发现药物治疗比光学方法(角膜接触镜或眼镜)更有效。虽然高剂量(1%)阿托品滴眼液非常有效,但相关的副作用(如畏光和视力模糊)不能良好耐受。较低的剂量(0.01% ~0.10%)阿托品产生相似的疗效,但副作用更少。理想情况下,控制近视的干预措施应尽可能微创,使眼镜镜片成为理想的替代选择。

动物研究提供了强有力的证据表明,即施加近视离焦(MD)会抑制眼睛生长,而远视离焦会促进眼睛生长。在鸡、豚鼠、狨、猴和恒河猴进行的研究表明,配戴双倍屈光力或多焦点离焦镜片实现MD可抑制或逆转近视进展。确实,MD可能是目前许多近视控制策略(如角膜塑形术和多焦点软性角膜接触镜)的关键机制。

数年前,我们设计了一种同心双屈光度软性角膜接触镜,称为"光学离焦软性角膜接触镜"(DISC),用于控制近视,这种镜片在视网膜中央和周围上都施加了MD。2年的临床试验表明,与单光(SV)角膜接触镜相比,配戴DISC镜片可显著延缓学龄儿童25%近视进展,以及延缓降低每天配戴超过8 h儿童亚组60%进展。我们现在设计了一种基于MD机制的近视控制镜片,并将其命名为DIMS镜片。这种镜片提供与DISC镜片相同的光学刺激,而没有角膜接触镜配戴所固有的缺点。本研究旨在探索DIMS镜片是否可以减缓学龄儿童的近视进展。

## 【材料和方法】

### 研究设计

本研究是一项前瞻性、随机和双盲临床试验,在 2014 年 8 月—2017 年 7 月进行。受试者被随机分配配戴 DIMS 镜片(DIMS 组)或 SV 镜片(SV 组)。在基线以及随后 2 年内每 6 个月测量一次屈光度球镜当量(SER)和眼轴长度(AL)。在研究期间比较了两组之间 SER 和 AL 的变化。在香港理工大学近视研究中心进行数据收集和眼睛检查。纳入研究前获得了孩子及其父母的书面同意和知情同意。

### 受试者

电话筛查和视力筛查判断儿童是否符合研究入排标准。2014 年 8 月—2015 年 7 月,共招募了 183 例儿童。

入选标准:香港中国籍儿童;8 ~ 13 岁;SER: −1.00 ~ −5.00 屈光度(D);1.50 D 以下的散光和屈光度;单眼最佳矫正视力(VA)为 0.001 logMAR(6/6)或以上。

排除标准:斜视和双眼视力异常;眼部和全身异常;既往近视控制。

### 随机化方法

通过未设盲研究者(UI)将受试者文件编号(1–200)输入 Excel 电子表格中,并为两组创建随机数字分组,从而实现简单随机化。然后,按照从 Excel 生成的随机软件序列,将符合条件的受试者分配到任一组。

### 样本量计算

为了获得两组之间 0.50 D 近视进展差异(SD = 0.70 D)的 90% 效力(α = 0.01,双侧)23;每组最少需要 59 例受试者。假设研究退出率约为 15%,则每组至少需要 70 例受试者。

### 干预和对照

治疗组即 DIMS 组儿童配戴 DIMS 镜片,对照组即 SV 组儿童配戴普通的 SV 镜片。

DIMS 镜片是定制的塑料镜片。它包括一个用于矫正远距折射误差的中心光学区域（直径 9 mm），以及一个环形的多点离焦区域（直径 33 mm），环形区域具有多个具有相对正屈光度数（+3.50 D）透镜（图 1-19），每个透镜的直径为 1.03 mm。该设计在保证配戴者在所有视物距离都具有清晰视力下引入了 MD。在视网膜前面的平面上，有来自 MD 的多个焦点，这些焦点将在视网膜作为模糊图像接收。

最终远距离处方是由 UI 使用由设盲研究者（MI）测量的睫状肌麻痹后主观屈光度确定。当 SER 的变化大于 0.50 D 时，用更新的处方更换镜片。

透镜（直径1.03 mm）和 3.5 D 近视离焦　　中央区域（直径 9 mm)用于远距离屈光度矫正　　围绕中央区域有大概 400 个多点离焦透镜（直径 33 mm ）

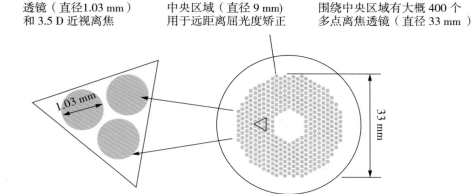

**图 1-19　多区正向光学离焦技术镜片的设计**

### 设盲和依从性

我们采用与之前的随机对照试验中使用渐进屈光镜片和 DISC 镜片相同的研究方案。UI 负责分组，分配镜片，测量镜片的光学性能、保存记录、输入数据和检查合规性。MI 负责测量屈光度和相关的眼睛数据。儿童及其父母对小组分配设盲，直到完成数据分析为止。设盲程序符合《试验报告综合标准》的要求。在 MI 进行数据测量之前，UI 已从儿童取下眼镜。

分发眼镜时，告知儿童除睡觉和洗澡外，应全天候配戴眼镜。通过电话和问卷调查监测并检查配戴眼镜情况。

### 结局变量

在基线及之后 2 年每隔 6 个月测量睫状肌麻痹后屈光度和 AL。主要结局是近视进展，是基线时的平均睫状肌麻痹后 SER 与随后 24 个月每 6 个月随访之间的差异。次要结局是 AL 的变化，是基线时的 AL 与随后 24 个月每 6 个月随访之间的差异。

滴入一滴 0.5% 盐酸丙美卡因，然后滴加 1~2 滴 1% 盐酸环喷托酯，以诱发麻痹。当调节为 2 D 或以下时，可通过俯卧撑法测量调节幅度来确认睫状肌麻痹。用开放视野自动验光仪（Shin - Nippon NVision-K5001）测量睫状肌麻痹后屈光度。通过部分相干干涉法 IOL Master（Carl Zeiss）测量 AL。获得每只眼睛的 5 个自动屈光度和 AL 测量值的平均值用于分析。

### 每次随访的其他测量

当儿童在每 6 个月的随访中对远距离进行完全矫正时，将测量其他结果（如远距离和近距离视力、视近隐斜和调节滞后）。

还评估了实验镜片的光学性能。当受试者收集他们的眼镜时，测量远距离和近距离视力、调节性、隐斜和立体视。受试者自身通过问卷（在线补充方法）对视力质量、舒适度和戴眼镜后的视觉症状发生频率进行评分。比较两组之间的数据。

## 【统计学分析】

两只眼睛的数据之间差异没有统计学意义，仅右眼的数据用于分析。当保留正态性假设时，使用未配对的 $t$ 检验比较两组之间的基线特征。否则，对连续数据使用 Mann-Whitney $u$ 检验，对分类数据使用 $\chi^2$ 检验。

根据基线时的 SER 与 2 年随访之间的差异计算 2 年的近视进展。对于完成研究的受试者，使用未配对的 $t$ 检验比较两组之间 SER 和 AL 的变化。通过将两组之间的近视进展（或眼轴延长）差异除以 SV

组的近视进展(或眼轴延长),再乘以100%,得到DIMS镜片的近视控制有效性(%)。

　　数据分析还遵循了对失访受试者采取意向治疗方法。采用广义估计方程(GEE)处理缺失数据。GEE具有一个受试者内因素(时间)、一个受试者间因素(组:DIMS或SV)及其相互作用,用于确定针对某些协变量调整的两个主要结局的有效性。这些协变量包括年龄、性别、基线屈光不正、视近隐斜、调节滞后、近视父母的数量、近距离办公和户外活动的时间。使用Pearson相关性分析,检验显著性协变量($P<0.05$)与SER和AL变化的相关性。

## 【结果】

### 受试者概况

　　图1-20是流程图,显示了招募、纳入和退出研究的人数。共纳入183例符合条件学龄儿童,并随机分配到DIMS组($n=93$)和SV组($n=90$)。160受试者成功完成了研究:DIMS组和SV组分别有79例(85%)和81例(90%)儿童。DIMS组(15%)的研究退出率略高于SV组(10%)(附件一e表1和附件一e表2)。基线数据收集后不久,就有23例儿童退出研究。

　　两组都表现出良好的依从性,并且可以全天候配戴眼镜。DIMS组和SV组的平均每日配戴时间分别为(15.5±2.6)h和(15.3±2.1)h,两者之间无显著差异。

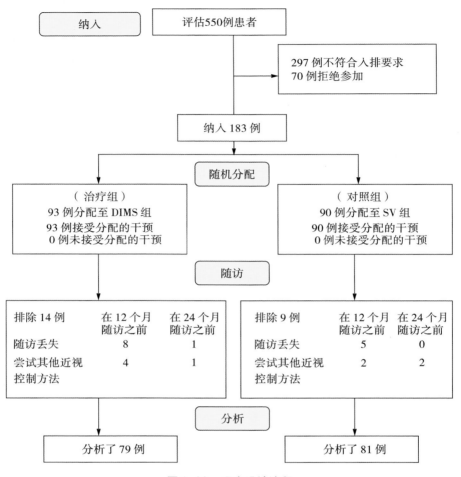

图 1-20　研究设计流程

**基线特征**

DIMS 组和 SV 组之间的基线特征间差异无统计学意义（$P>0.05$，表 1-2）。DIMS 和 SV 组的初始近视均值分别为（$-2.93\pm1.04$）D 和（$-2.70\pm0.98$）D。DIMS 组和 SV 组的初始 AL 均值分别为（$24.85\pm1.59$）mm 和（$24.72\pm1.30$）mm。

**完成研究的受试者屈光度和 AL 的变化**

对于完成了 2 年试验的受试者（表 2），DIMS 组（$n=79$）和 SV 组（$n=81$）2 年内的平均近视进展（SE）分别为（$-0.38\pm0.06$）D 和

（−0.93±0.06）D，AL 的总延长分别为（0.21±0.02）mm 和（0.53±0.03）mm。与配戴 SV 镜片的学龄儿童相比，配戴 DIMS 镜片的学龄儿童的近视进展显著降低了 59%［平均差异（−0.55±0.09）D，$P<0.000\ 1$］，眼轴延长降低了 60%［平均差异（0.32±0.04）mm，$P<0.000\ 1$］。

**所有纳入的受试者 SER 的变化**

DIMS 组（$n=93$）和 SV 组（$n=90$）2 年内的平均近视进展分别为（−0.38±0.06）D 和（−0.85±0.08）D。配戴 DIMS 镜片的儿童近视进展显著减少了 55%［平均差异（−0.47±0.09）D，$P<0.000\ 1$］。

模型效果测试（表 1-3）表明，组、时间和年龄（$P<0.05$）与近视进展程度显著相关。调整模型后，DIMS 组的平均近视进展为（−0.41±0.06）D，SV 组的平均近视进展为（−0.85±0.08）D。配戴 DIMS 镜片的儿童近视进展显著减少 52%［平均差异（−0.44±0.09）D，$P<0.000\ 1$］。与未经调整的方法相比，控制协变量并未显著改变有效性。在开始的 6 个月中，DIMS 镜片对减缓近视进展的影响最大，此后，在 12 个月随访时，减缓幅度略有下降，并持续到 24 个月随访时。

Pearson 相关性分析显示，SER 的变化与 DIMS 组中受试者的年龄显著相关（$r^2=0.22$，$P<0.001$，图 1-20）。配戴 DIMS 镜片的年龄较大的儿童近视进展较慢。在 SV 组中，没有发现显著相关性（$r^2=0.04$，$P>0.05$）。

表 1-2　所有受试者和完成研究受试者的基线人口统计数据

| 基线人口统计数据 | | 组别 | | | |
|---|---|---|---|---|---|
| | | 所有受试者 | | 完成研究受试者 | |
| | | DIMS（$n=93$） | SV（$n=90$） | DIMS（$n=79$） | SV（$n=81$） |
| 纳入时的年龄/岁 | | 10.19±1.46 | 10.01±1.44 | 10.20±1.47 | 10.00±1.45 |
| 性别 | 男性，%（$n$） | 59.1(55) | 55.6(50) | 58.2(46) | 54.3(44) |
| | 女性，%（$n$） | 40.9(38) | 44.4(40) | 41.8(33) | 45.7(37) |

续表1-2

| 基线人口统计数据 | 组别 | | | |
|---|---|---|---|---|
| | 所有受试者 | | 完成研究受试者 | |
| | DIMS($n=93$) | SV($n=90$) | DIMS($n=79$) | SV($n=81$) |
| SER 中的眼睑自动屈光度/D | −2.93±1.04 | −2.70±0.98 | −2.97±0.97 | −2.76±0.96 |
| 眼轴长度/mm | 24.85±1.59 | 24.72±1.30 | 24.70±0.82 | 24.60±0.83 |
| 陡峭子午线的角膜屈光力/D | 44.46±1.67 | 44.39±1.69 | 44.5±1.61 | 44.5±1.65 |
| 水平子午线的角膜屈光力/D | 43.14±1.41 | 43.09±1.45 | 43.2±1.41 | 43.2±1.44 |
| 视近隐斜△ | −1.96±3.93 | −0.98±3.53 | −2.16±4.07 | −0.15±3.28 |
| 调节滞后/D | 0.97±0.49 | 1.06±0.40 | 0.98±0.42 | 1.04±0.35 |
| 近视父母/对 0 | 3 | 6 | 2 | 5 |
| 近视父母/对 1 | 22 | 23 | 18 | 20 |
| 近视父母/对 2 | 68 | 61 | 59 | 56 |

△:棱镜屈光度。AL:眼轴长度。D:屈光度。DIMS 多区正向光学离焦技术镜片。SER:屈光度球镜当量。SV:单光镜片。

表1-3 DIMS 组和 SV 组的睫状肌麻痹后屈光度球镜
当量和眼轴长度(相对于基线)的变化

| DIMS($n=79$) | SV($n=81$) | 平均差异(SE) |
|---|---|---|
| 随访时间/个月 | SER 屈光度变化,均值(SE) | |
| 6 | −0.13±0.03  −0.37±0.04 | −0.24±0.05* |
| 12 | −0.17±0.05  −0.55±0.04 | −0.38±0.07* |
| 18 | −0.31±0.06  −0.72±0.05 | −0.42±0.08* |
| 24 | −0.38±0.06  −0.93±0.06 | −0.55±0.09* |

续表1-3

| | DIMS($n=79$) | SV($n=81$) | 平均差异(SE) |
|---|---|---|---|
| 随访时间/个月 | AL变化(mm),均值(SE) | | |
| 6 | 0.03±0.01 | 0.20±0.01 | 0.16±0.02* |
| 12 | 0.11±0.02 | 0.32±0.02 | 0.21±0.02* |
| 18 | 0.15±0.02 | 0.43±0.02 | 0.27±0.03* |
| 24 | 0.21±0.02 | 0.53±0.03 | 0.32±0.04* |

*两个实验组之间的统计学差异(未配对$t$检验,$P<0.0001$)。

Δ:棱镜屈光度。D:屈光度。DIMS:多区正向光学离焦技术镜片;SER:屈光度球镜当量;SV:单光镜片。

### AL变化

DIMS和SV组在2年内AL的总延长分别为(0.21±0.02)mm和(0.56±0.02)mm。与配戴SV镜片的儿童相比,配戴DIMS镜片的儿童眼轴延长显著降低了63%[平均差异为0.35(0.04) mm,$P<0.0001$]。组、时间和年龄与AL变化有关。在DIMS和SV组中,模型调整后的AL±SE平均变化分别为(0.21±0.02)mm和(0.55±0.02)mm。DIMS镜片对减慢眼轴延长具有62%的显著影响[平均差异为(0.34±0.03)mm,$P<0.0001$]。

### 对于单个受试者

21.5%(17/79)配戴DIMS镜片儿童2年内没有近视进展(附件一e图2),高于SV组(7%,6/81)。同样,14%配戴DIMS镜片儿童没有发生眼轴延长,而SV组中的所有儿童都发生眼轴延长(附件一e图3)。

### 配戴眼镜的光学性能

除了立体视力($P=0.04$),两种镜片在影响视力和调节性方面差异无统计学意义(未配对$t$检验,$P>0.05$)(附件一e表5)。但是,平均差异仅为5弧度秒,这在临床上并不显著。

## 【讨论】

与配戴SV镜片的儿童相比,配戴DIMS镜片的儿童2年内近视进展显著减少52%,眼轴延长降低62%。在配戴眼镜的前6个月内观察到最大的有效性。这是由于这段时间里SV组的近视进展程度更高,否则治疗效果在2年内是相当一致的(附件一e表4)。DIMS镜片的治疗效果与每天配戴DISC镜片6~8 h的效果相似,为50% ~ 60%。这些发现与我们之前动物研究和DISC镜片的临床试验一致,使用MD的原理确实会延缓眼睛的生长和近视的进展。

DIMS镜片设计比现有的渐进镜片(10% ~35%)、周边离焦镜片和减少相对周围性远视的角膜接触镜(34%)更好延缓儿童近视进展(附件一e表6)。近视控制的有效性可与角膜塑形镜(60%)、棱镜式双焦点眼镜(约50%)和双焦点软性角膜接触镜(50% ~60%)相当,比高剂量和低剂量的阿托品低(70% +)。

DIMS镜片已减缓了近视的进展,并已停止了某些儿童的近视进展(附件一e图2和e图3)。DIMS组中21.5%儿童2年内没有出现近视进展,而对照组中只有7.4%。DIMS组中约有13%的儿童在屈光度方面(>1 D)仍显示出巨大进展。在配戴棱镜式双焦点眼镜中观察到了这种滞后效果的变化,Cheng等人指出,棱镜式双焦点眼镜在低调节滞后的儿童中更有效。他们还发现,年龄、近视年龄和父母近视与治疗效果有关。相反,在我们的研究中,治疗效果的大小不取决于调节滞后、近视年龄或父母近视。

对模型影响的分析表明,年龄是唯一对近视进展有显著影响的相关因素,而使用DIMS镜片控制近视的效果在年龄较大的儿童(10 ~13岁)中更大(附件一e图1)。在近视进展较大的DIMS配戴者中,约80%是8~9岁的幼儿。

我们推测,DIMS镜片治疗效果的差异可能是由儿童的视网膜轮廓或周围屈光度不同所致。如果周围性远视的发生率很高,则周围性视网膜的有效MD会减少,从而减小治疗效果。

在我们之前的研究中,发现配戴时间是决定DISC镜片治疗效果的重要因素。

在本研究中未发现这种相关性。这很可能是整体更高的依从性的结果，即受试者能够每天 15 h 以上连续配戴指定的眼镜片。这项研究的退出率（13%）远低于我们之前使用 DISC 镜片进行的研究（42%）。

DIMS 镜片配戴期间很少出现重影、头晕和头痛等症状（得分低于 2）（附件一 e 图 5）。没有报告治疗相关不良事件。

光学性能的发现（附件一 e 表 5 和附件一 e 图 4）表明，DIMS 镜片在远距离和近距离处可提供与传统 SV 镜片相当的良好视力。尽管有些受试者最初注意到中央视野略微模糊，但数天后他们就完全适应了镜片。DIMS 镜片配戴期间很少出现重影，头晕和头痛等症状（得分低于 2）（附件一 e 图 5）。没有报道与治疗有关的不良事件。

当研究进行到第三年时，当前报告仅包括前两年的结果。另外，当前的研究仅限于中国儿童，对于 DIMS 镜片在其他种族人群中的治疗效果，需要进一步的研究。DIMS 和 SV 镜片的外观很难区分，除非将镜片倾斜并且可以从光源的反射观察到多个区域。大多数儿童不了解多个透镜功能。治疗组中的数个儿童可能会认识到多个区域，但将透镜作为与之前相同的眼镜镜片使用时并没有特别的困难。然而，该研究不能对某些受试者完全设盲。我们的研究不纳入近视−5 D 以上的儿童。尚未确定延缓高度近视儿童的近视进展作用。特别是，还需要进一步研究确定 DIMS 在预防近视进展和发生中的最佳效果。

## 【结论】

与配戴 SV 镜片相比，日常配戴 DIMS 镜片显著减缓学龄儿童的近视进展和眼轴延长。DIMS 在保证良好的视力下同时向眼睛呈现 MD。与药物治疗或角膜接触镜治疗相比，这种干预方法易于使用并且侵入性最小。DIMS 镜片为近视控制提供了另一种治疗方式。

## 【致谢】

作者感谢 HOYA 的员工参与了计算、订购和镜片制造。HOYA 为

续附件一—e 表 6

| 作者（年） | 期间（月） | 设计 | 年龄/岁 | 族群 | RX（D） | 干预和样本量（n） | 延缓近视进展的治疗效果 研究期间（D）（%） | 延缓近视进展的治疗效果 每年（D） |
|---|---|---|---|---|---|---|---|---|
| Sankaridurg et al.（2010） | 12 | 随机 | 6~16 | 中国人 | -0.75~-3.50 | 4组，Ⅰ、Ⅲ型镜片对照，每组n=50 Ⅱ型,n=60 | Ⅲ型镜片（30%为父母近视的儿童亚组） | |
| Anstice and Phillips（2011） | 10 | 随机，配对眼镜对照，交叉 | 11~14 | 多种族 | -1.25~-4.50 | SVCL,n=40 DF(2 D MD),n=40 | 第1个阶段：0.25（37%） 第2个阶段:0.2(54%) | 第1个阶段:0.3 第2个阶段:0.24 |
| Lam et al.（2013） | 24 | 随机，设盲 | 8~13 | 中国人 | -1.00~-5.00 | SVCL,n=65 DISC,n=63 | 0.21(20%) 0.54(58%为WT>7小时的儿童) | 0.26 |
| Sankaridurg et al.（2011） | 12 | 随机 | 7~14 | 中国人 | -0.75~-3.50 | SVL,n=40 新型CL,n=45 | 0.29(34%) | 0.29 |
| Aller et al.（2016） | 12 | 随机，设盲 | 8~18 | | -0.50~-6.00 | SVCL,n=40 BFSCL,n=39 | 0.57(72%为内固定斜异的儿童) | 0.57 |
| Chamberlain et al.（2018） | 36 | 随机，双盲，多中心 | 8~12 | | -0.75~-4.00 | DF(Add+2 D),n=70 SVCL,n=74 | 0.73(59%) | 0.24 |

注：COMET2 and PEDIG=矫正近视评估试验2研究组和儿童眼病病研究者组,SVCL=单光隐形眼镜,SVL=单光镜片,PAL=渐进屈光镜片,BF=双焦点镜片,PBF=棱镜双焦点镜片,DF=双焦点隐形眼镜,MD=近视离焦,WT=佩戴时间。

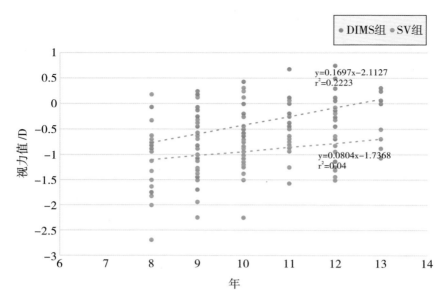

附件一 e 图 1　DIMS 和 SV 组纳入时近视进展（屈光度球镜当量，SER）与受试者年龄之间的相关性

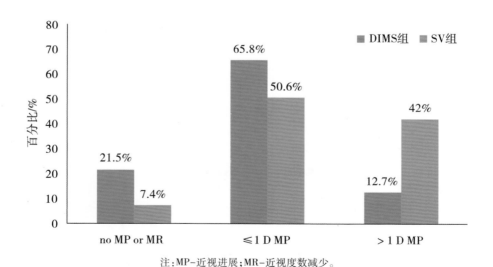

注：MP–近视进展；MR–近视度数减少。

附件一 e 图 2　在 24 个月的随访中有或没有近视进展的受试者的百分比

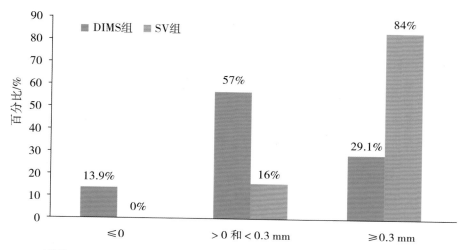

附件一 e 图 3 在 24 个月的随访中有或没有眼轴延长的受试者的百分比

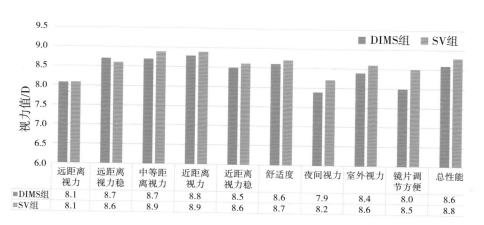

| | 远距离视力 | 远距离视力稳 | 中等距离视力 | 近距离视力 | 近距离视力稳 | 舒适度 | 夜间视力 | 室外视力 | 镜片调节方便 | 总性能 |
|---|---|---|---|---|---|---|---|---|---|---|
| DIMS组 | 8.1 | 8.7 | 8.7 | 8.8 | 8.5 | 8.6 | 7.9 | 8.4 | 8.0 | 8.6 |
| SV组 | 8.1 | 8.6 | 8.9 | 8.9 | 8.6 | 8.7 | 8.2 | 8.6 | 8.5 | 8.8 |

附件一 e 图 4 对镜片性能的主观反应

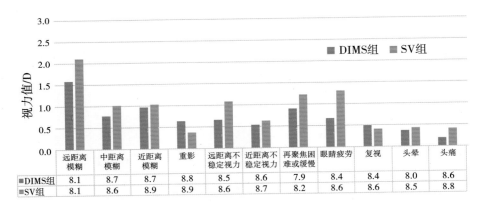

| | 远距离模糊 | 中距离模糊 | 近距离模糊 | 重影 | 远距离不稳定视力 | 近距离不稳定视力 | 再聚焦困难或缓慢 | 眼睛疲劳 | 复视 | 头晕 | 头痛 |
|---|---|---|---|---|---|---|---|---|---|---|---|
| DIMS组 | 8.1 | 8.7 | 8.7 | 8.8 | 8.5 | 8.6 | 7.9 | 8.4 | 8.4 | 8.0 | 8.6 |
| SV组 | 8.1 | 8.6 | 8.9 | 8.9 | 8.6 | 8.7 | 8.2 | 8.6 | 8.6 | 8.5 | 8.8 |

附件一e 图5　当儿童配戴眼镜时报告的症状

# 附件二　多区正向光学离焦技术镜片对中国儿童的近视控制效果:3 年随访研究的结果

## 【摘要】

**目的**　为了确定在连续 2 年的近视对照试验后的 1 年期间内,继续配戴多区正向光学离焦技术(DIMS)镜片或从配戴单光框架眼镜片(SV)换到 DIMS 镜片的儿童近视进展情况。

**方法**　128 名儿童参加了这项研究。配戴 DIMS 镜片的儿童继续配戴 DIMS 镜片(DIMS 组),配戴 SV 镜片的孩子改用 DIMS 镜片(DIMS 对照组)。每隔 6 个月测量一次眼睑的等效球镜度(SER)和眼轴长度(AL)。历史对照组与 DIMS 组 24 个月时的年龄相匹配,并用于比较第三年的变化。

**结果**　3 年来,DIMS 组($n = 65$)的 SER 和 AL 变化分别为($-0.52\pm0.69$)D 和($0.31\pm0.26$)mm;这些变化与时间不具有统计学相关性(重复测量方差分析,$P>0.05$)。DIMS 组转换至对照组($n = 55$)儿童的第三年 SER[($0.04\pm0.38$)D]和 AL[($0.08\pm0.12$)mm]变化比第一年[差异均值=($0.45\pm0.30$)D,($0.21\pm0.11$)mm,$P<0.001$]和第二年[($0.34\pm0.30$)D,($0.12\pm0.10$)mm,$P<0.001$]少。两组在此期间的 SER 和 AL 变化均显著低于历史对照组[DIMS 组对比历史对照组:差异均值=($-0.18\pm0.42$)D,$P=0.012$;($0.08\pm0.15$)mm,$P=0.001$;对照组转换至 DIMS 组对比历史对照组:调整后的差异均值=($-0.30\pm0.42$)D,$P<0.001$;($0.12\pm0.16$)mm,$P<0.001$]。

**结论**　儿童之前配戴 2 年 DIMS 镜片的近视控制效果可持续至第 3 年,并且从配戴 SV 镜片转换 DIMS 镜片也具有这种近视控制效果持续作用。

## 【前言】

全球近视患病率日益上升，达到了惊人的高水平，尤其在东亚地区。高度近视眼发生致盲并发症风险的概率大大增加，给经济和公共医疗保健带来了长期负担。毫无疑问，近视是一个重大的公共卫生问题，也是全球关注的问题。管理和减少近视的有效干预措施将缓解这一问题。

目前，存在多种方法控制儿童近视。大剂量（1%）阿托品滴眼液似乎在控制近视方面最有效，但相关的副作用（如畏光和近视模糊不清）阻碍了其广泛的临床应用。近年来，一些研究报道，低剂量（0.01%）阿托品治疗已取得了积极的结果，具有轻微副作用且近视反弹率低。光学治疗（包括角膜塑形术、头戴式双焦点眼镜和结合近视离焦的多焦点软性角膜接触镜）在减缓近视进展方面也显示出可喜的结果。然而，每个方法都具有局限性。

基于近视离焦和同时视觉的原理，多区正向光学离焦技术镜片（DIMS）旨在控制儿童的近视。它是一个双焦点眼镜镜片，有一个用于矫正远距屈光不正的中央光学区，以及中央光学区周围蜂窝状均匀分布的一批具有 3.50 D 相对正光焦度的细小圆形部分。因此，DIMS 镜片可在所有观看距离下提供清晰视力的同时，实现近视离焦。一项为期两年的双盲随机对照试验（RCT）（ClinicalTrials. gov：NCT02206217）表明，与配戴单光框架眼镜片（SV）相比，配戴 DIMS 眼镜片可延缓 52% 儿童调节性近视的进展和 62% 眼轴增长。

我们的目的是确定（1）配戴 DIMS 镜片第三年是否持续出现近视延缓[通过等效球镜度（SER）和 AL 的变化衡量]，以及（2）原始 SV 对照组配戴 DIMS 的第一年是否表现出近视延缓；将这两个组与新的历史对照组进行比较。

## 【材料和方法】

### 研究受试者

邀请已完成 2 年 RCT25（NCT02206217，2014 年 8 月—2017 年 7 月）的中国儿童参加了这项第 3 年的随访研究。参加研究之前，分别获取儿童及其父母的书面同意和知情同意。

在 RCT 中配戴 DIMS 镜片（DIMS 组）的儿童在第 3 年继续配戴 DIMS 镜片。最初对照组的儿童配戴 DIMS 镜片，从而使我们有机会评估 DIMS 镜片在对照组转换至 DIMS 组中具有与 DIMS 镜片组类似的近视控制。

### 研究步骤和数据收集

主要和次要结局是 SER 和眼轴长度（AL）的变化。数据测量方法与 DIMS 镜片试验相同。每 6 个月测量一次 SER 和 AL。使用开放式自动电脑验光仪（Shin-Nippon NVision-K5001，Ajinomoto Trading Inc.）进行睫状肌麻痹验光，使用部分相干干涉人工晶体度数测量仪（Carl Zeiss Meditec）测量眼轴长度。滴入 1 滴 0.5% 爱尔卡因，随后滴加 1~2 滴 1% 盐酸环戊通以诱导睫状肌麻痹，30 min 后进行测量。使用移近（FAF）法测量调节幅度来确定睫状肌麻痹效果，当调节幅度小于等于 2 D 时表明睫状肌已经麻痹。取每只眼睛 5 次自动验光结果和眼轴长度的平均值进行分析。

### 历史对照组

由于最初在对照组的儿童第三年换用 DIMS 镜片，因此不能作为评估近视控制效果的对照组。因此，我们通过回顾香港理工大学验光诊所 2017—2019 年临床记录获得了一个历史对照组。选择标准基于最初 RCT 中的入选和排除标准。受试者是健康的中国近视儿童，在诊所进行眼科检查并具有至少在 12 个月的随访数据。他们没有接受任何近视干预，并且与 2 年 RCT 结束后 DIMS 组受试者的年龄（10~15 岁）和 SER 范围（−1.00~−5.50 D）相匹配。计算了这组儿童的年近视进展和 AL 变化,并将其与 DIMS 组和对照转换至 DIMS 组的第三年变化进行了比较。

**统计学分析**

所有统计分析均使用 SPSS V.20.0 进行。基线特征以及 SER 和 AL 的变化表示为均值±$SD$。由于右眼与左眼基线值无统计学差异,我们选择右眼数据作统计。

在 Kolmogorov-Smirnov 分布检验和非配对 $t$ 检验后,适当使用曼-惠特尼秩和检验或重复测量方差分析(ANOVA)。分别使用皮尔逊相关系数分析和 $\chi^2$ 检验确定连续变量和分类数据之间的关系。

对于 DIMS 组和从对照组转换至 DIMS 组,均计算了近视发展,第 1、2 和 3 年的 AL 变化,并进行重复测量方差分析,并使用 Bonferroni 校正进行事后配对比较确定差异。计算历史对照组的近视进展和 AL 变化,我们获得了一组(12 个月)数据,并在调整混淆变量(如年龄、性别、SER 和 AL)后,使用多元线性回归与两个实验组的第三年变化进行比较。

【结果】

**受试者特征和基线数据**

图 1-21 显示了招募的受试者数量以及 3 年内失访的受试者数量。共有 160 例中国儿童完成了为期 2 年的 RCT,其中 128 名同意参加第3 年的研究。我们比较了 DIMS 组和对照组转换至 DIMS 组参加和不参加第3年研究的受试者之间数据。之前为期 2 年试验儿童在年龄、性别、基线近视或 AL、近视进展或眼轴伸长方面没有显著性差异($P>0.05$)。

第三年末,完成了 120 名儿童(DIMS 组,$n=65$;对照组转换至 DIMS 组,$n=55$)的数据收集。DIMS 组和对照组转换至 DIMS 组儿童纳入时的年龄分别为(10.15±1.52)岁和(10.24±1.42)岁。DIMS 组和对照组转换至 DIMS 组的基线 SER 分别为(-2.98±0.96)D 和(-2.73±0.99)D,以及基线 AL 分别为(24.68±0.82)mm 和(24.57±

0.88)mm。两组儿童在纳入时的年龄、性别比例、基线近视或基线 AL 方面差异没有统计学意义（P>0.05）。

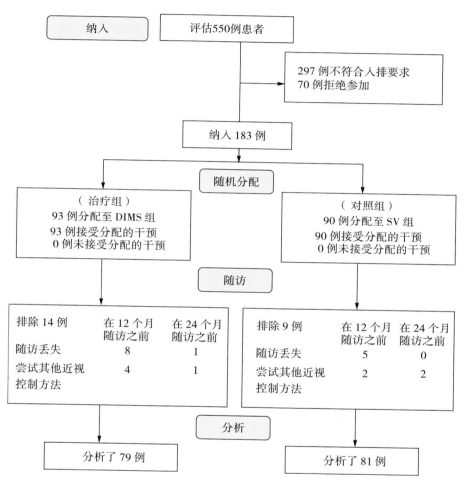

图 1-21　3 年时间的受试者数量

### SER 和 AL 的变化

图 1-22 显示了两组 SER 均值和 AL 从基线到 36 个月的变化均值和累积变化。图 2B 显示了两组第三年 SER 和 AL 的变化趋势。

### DIMS 组

DIMS 组（n = 65）3 年的 SER 和 AL 变化均值分别为（0.52±0.69）D 和（0.31±0.26）mm（图 1-22）。近视进展和眼轴增长没有随

时间显著改变(重复测量 ANOVA,$P>0.05$)。在 3 年时间,DIMS 组 SER 和 AL 年均变化为 $(-0.18\pm0.25)$D 和 $(0.10\pm0.09)$mm。

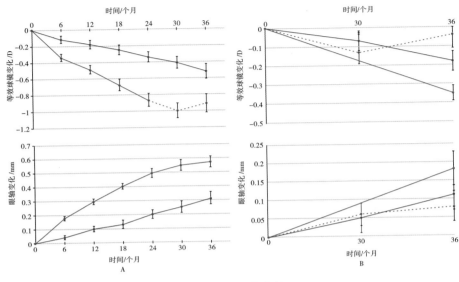

图 1-22　均值比较

图 1-22(A)从基线到 36 个月的等效球镜度(SER)和眼轴长度(AL)的变化。红色虚线表示之前单光框架镜片对照组儿童配戴多区正向光学离焦技术镜片(DIMS)的时间(24~36 个月)。图 1-22(B)DIMS 和对照组转换至 DIMS 组第 3 年的 SER 和 AL 变化。绿线显示了历史对照组中 SER 和 AL 的 12 个月变化。

**对照组转换至 DIMS 组**

在对照组转换至 DIMS 组($n=55$)中,三年间近视进展和眼轴增长显著不同(重复测量 ANOVA,$P<0.001$)。事后分析表明,与第一年[差异均值 = $(0.45\pm0.30)$D,$(0.21\pm0.11)$mm,$P<0.001$]和第二年[差异均值 = $(0.34\pm0.30)$D,$(0.12\pm0.10)$mm,$P<0.001$]相比,第三年的近视进展和眼轴增长显著降低。

表 1-4　DIMS 组和对照组转换至 DIMS 组的睫状肌
麻痹的 SER 和 AL 从基线到 36 个月的变化均值和累积变化

| 均值±SD | | | |
| --- | --- | --- | --- |
| DIMS (n=65) | 对照组至 DIMS (n=55) | DIMS (n=65) | 对照组至 DIMS (n=55) |
| 时间/个月 　　SER/D | | SER 变化/D | |
| 0　　−2.98±0.96 | −2.73±0.99 | — | — |
| 6　　−3.10±0.97 | −3.07±1.02 | −0.12±0.30 | −0.34±0.33 |
| 12　　−3.10±0.97 | −3.07±1.02 | −0.18±0.37 | −0.49±0.40 |
| 18　　−3.23±0.96 | −3.41±1.09 | −0.25±0.50 | −0.68±0.52 |
| 24　　−3.32±1.00 | −3.61±1.15 | −0.34±0.52 | −0.87±0.59 |
| 30　　−3.39±1.01 | −3.73±1.23 | −0.41±0.58 | −1.00±0.67 |
| 36　　−3.50±1.08 | −3.65±1.34 | −0.52±0.69 | −0.92±0.81 |
| 时间/个月 　　AL/mm | | AL 变化/mm | |
| 0　　24.68±0.82 | 24.57±0.88 | — | — |
| 6　　24.72±0.81 | 24.75±0.89 | 0.04±0.10 | 0.18±0.09 |
| 12　　24.78±0.81 | 24.86±0.91 | 0.10±0.14 | 0.29±0.14 |
| 18　　24.81±0.81 | 24.97±0.93 | 0.13±0.18 | 0.40±0.18 |
| 24　　24.88±0.80 | 25.06±0.96 | 0.20±0.21 | 0.49±0.24 |
| 30　　24.93±0.79 | 25.12±0.99 | 0.25±0.24 | 0.55±0.27 |
| 36　　24.99±0.80 | 25.14±1.01 | 0.31±0.26 | 0.57±0.33 |

灰色块表示从对照转换至 DIMS 组配戴 DIMS 镜片的时间。AL:眼轴长度。从对照组转换至 DIMS 组:受试者在 2 年的随机对照试验中配戴了单光框架镜片,并转换配戴 DIMS 眼镜。D:屈光度。DIMS:多区正向光学离焦技术镜片。SER:等效球镜度。

DIMS 组与从对照组转换至 DIMS 组的 SER 和 AL 变化比较对照组转换至 DIMS 组和 DIMS 组之间第三年的近视进展和眼轴增长的差异无统计学意义( $P>0.05$ )。

DIMS组80%受试者的第三年近视进展少于0.5 D,而对照组转换至DIMS组为87%。DIMS组和对照组转换至DIMS组分别只有5%和2%儿童的近视进展超过1 D。DIMS组和对照组转换至DIMS组分别有52%和58%儿童的眼轴增长小于0.1 mm(图1-23)。

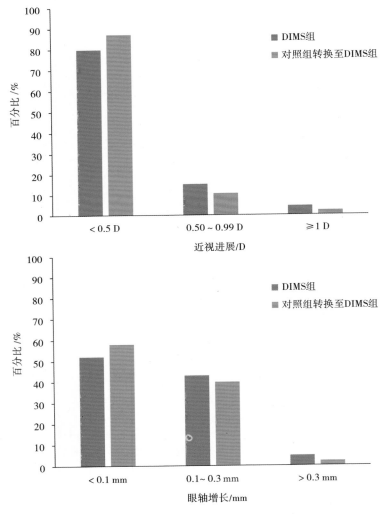

图1-23　第3年的近视进展和眼轴增长分布

### DIMS 组相比历史对照组的 SER 和 AL 变化

历史对照组($n=76$,男性 39 例,女性 37 例)的年龄均值为(12.19±0.71)岁,基线 SER 和 AL 为(-2.93±1.33)D 和(24.77±0.91)mm。历史对照组的基线特征与 DIMS 组 24 个月时不具有显著性差异($P>0.05$)(附件二 e 表 8)。

历史对照组 12 个月的 SER 和 AL 变化分别为(0.35±0.40)D 和(0.18±0.14)mm。DIMS 组第 3 年的近视进展显著低于历史对照组[差异均值=(0.18±0.42)D,$P=0.012$]。DIMS 组的眼轴增长率也低于历史对照组[差异均值=(0.08±0.15)mm,$P=0.001$]。

### 对照组转换至 DIMS 组相比历史对照组的 SER 和 AL 变化

在年龄、性别或 AL 方面,历史对照组的基线数据和对照组转换至 DIMS 组的 24 个月数据之间无显著差异,但历史对照组的 SER 显著低于对照组转换至 DIMS 组($P=0.003$),历史对照组已与 DIMS 组匹配(附件二 e 表 9)。

对照组转换至 DIMS 组儿童在第 3 年配戴 DIMS 镜片。在调整了基线 SER 后,该期间他们的近视进展显著慢于历史对照组[差异均值=(-0.30±0.42)D,$P<0.001$]。在控制混淆因素后,也发现了 AL 变化具有类似的结果[差异均值=(0.12±0.16)mm,$P<0.001$]。

## 【讨论】

在 3 年时间里,配戴 DIMS 镜片受试者的近视进展和眼轴增长均较低,首先是与初始对照组(后来成为对照组转换为 DIMS 组)相比,然后是最后 12 个月与历史对照组相比。在 DIMS 组中,第三年的近视进展和眼轴增长与第一和第二年的相似(见图 1-22)。

### 总体近视进展

DIMS 治疗组在 3 年期间的 SER 和 AL 变化均值为(-0.52±0.69)D 和(0.31±0.26)mm。这些发现与 Chamberlain 等人使用双焦角膜接触镜[(-0.51±0.64)D 和(0.30±0.27)mm]进行的三年试验以

及 Walline 等人使用多焦软性角膜接触镜进行的 3 年试验得到的相应结果相当。[ -0.60 D,( -0.72 ~ -0.47 D) 和 0.39 mm,( 0.32 ~ 0.46 mm )]。我们研究发现的儿童近视进展比 Cheng 等人在一项在近视快速进展受试者中使用双焦点和棱柱形双焦点眼镜片的为期 3 年试验所报告的进展少了近 50%[ 双焦点眼镜片治疗组为( -1.25 ± 0.10 )D,棱镜双焦点治疗组为( -1.01±0.13 )D ]。

**DIMS 组和对照组转换至 DIMS 组的近视延缓**

DIMS 组( $n=65$ )第 1 年的 SER 和 AL 变化均值分别为( 0.18 ± 0.37 )D和( 0.10±0.14 )mm,第 2 年分别为( 0.17±0.31 )D 和( 0.10± 0.11 )mm。在最初的两年中,与原始对照组相比,DIMS 组的近视进展和眼轴增长分别延缓了0.53 D和0.29 mm。

在 10 ~ 15 岁儿童的历史对照组中,SER 和 AL 的年平均变化为 -0.35 D和0.18 mm;与 DIMS 组第三年的 SER 和 AL 变化相比,DIMS 组的近视进展和眼轴增长分别降低了 0.18 D 和 0.08 mm。DIMS 组的总体 3 年近视控制效果是近视进展延缓 0.71 D,AL 降低 0.37 mm。

Cheng 等人报告,在一组近视快速进展儿童中,配戴有或没有棱镜的双焦点眼镜片比配戴 SV 眼镜片的儿童近视进展分别降低了 0.81 D和1.05 D。Chamberlain 等人发现,双焦角膜接触镜显著延缓不同种族 8 ~ 12 岁儿童的近视进展 0.73 D。Walline 等人在他们的 BLINK 临床试验中报告称,配戴高附加屈光度( +2.50 D)多焦角膜接触镜的儿童在 3 年内近视进展减少了0.46 D。配戴 DIMS 镜片减缓的近视进展与使用双焦眼镜、双焦和多焦软性角膜接触镜进行研究的结果相当。

从配戴 SV 镜片转换配戴 DIMS 镜片后,对照组转换为 DIMS 组的受试者表现出近视进展和眼轴增长显著降低。即使这些受试者年龄大了 2 岁,但他们在第三年的 SER 和 AL 的变化与 DIMS 组的第一年的变化相当。与历史对照组相比,调整后第三年的近视进展和眼轴增长分别降低了 86% 和 61%。

在第三年,对照组转换至 DIMS 的 80% 儿童近视进展小于 0.5 D,并且约 70% 的儿童进展小于 0.25 D。所有这些结果表明,即使受试者从较大年龄开始配戴 DIMS 镜片,也能达到近视控制效果。

**局限性**

本研究的局限性在于分析中使用的队列包括 DIMS 组加上对照组转换至 DIMS 组儿童,因此该研究不再具有随机性。然而,这项随访研究确实受益于 DIMS 组与对照组转换至 DIMS 组第三年近视进展的比较。尽管在第三年开始时,DIMS 组与历史对照组之间不具有显著性差异,但在基线时,历史对照组与对照组转换至 DIMS 组的 SER 具有统计学差异。这是因为历史对照组与 DIMS 组在 24 个月时的年龄和 SER 相匹配,并且由于对照组转换至 DIMS 组在最初 2 年内未接受任何治疗,因此可以预期其近视 SER 会更多。尽管在比较中进行了调整,但是这种方法无法消除已知或未知因素,例如不同的检查者、近视父母的数量以及在近距离和户外活动花费的时间、可能产生的影响,以及可能导致对估计 DIMS 镜片疗效影响的选择偏见等。

**【结论】**

在整个研究的 3 年中,DIMS 镜片减缓了儿童的近视进展和眼轴增长,并且在对照组转换至 DIMS 组中也证明了近视控制疗效。这些结果提供了进一步的证据表明,DIMS 镜片减缓了儿童的近视进展和眼轴增长。尚需确定治疗的最佳年龄,还需要进一步监测以确定更长时间的治疗效果。我们还计划对那些不再配戴 DIMS 镜片的儿童进行随访,从而确定是否会发生反弹。

**【致谢】**

本研究所用眼镜和镜片由豪雅公司提供。我们非常感谢 Marion Edwards 教授的建议。我们感谢参与镜片设计、订购和制造的豪雅员工和 Mui Kwok 女士与家长联系。

撰稿人：Carly S Y Lam，Wing Chun Tang，Paul H Lee，Han Yu Zhang，Hua Qi，Keigo Hasegawa，Chi Ho To。所列作者均参与了临床试验重要部分的开展，从镜片设计的理念、镜片制作和临床试验的注册，以及临床方案的准备到数据收集、分析、解释和得出结论。

**资助** 本试验由日本东京豪雅公司（理大授权号：ZG5N 和其他理大授权号：ZVN1，ZVN2，ZE1A，8-8475）和 RGC 研究影响基金资助（R5032-18）。除了资金支持，赞助商还提供眼镜镜片和镜架。本项合作研究得到了日本东京豪雅公司的支持。名为"眼镜片"的中国专利（CN104678572B）和美国（US10268050 B2）的专利分于 2018 年 4 月 27 日和 2019 年 4 月 23 日发布。

**患者同意发表** 无须。

**伦理批准** 本研究获得了香港理工大学视光学院系研究委员会的人类伦理学批准。参考编号为：HSEAR20140630003-03。本研究所有方面都符合《赫尔辛基宣言》，并得到了香港理工大学人类学科伦理小组委员会的批准。

**来源和同行评审** 没有委托；外部同行评审。

**数据共享声明** 可根据要求提供数据。可以提供为期 2 年的 RCT 和第 3 年研究受试者的主要和次要结局以及基线人口统计数据。

**补充材料** 本内容由作者提供。尚未由 BMJ 出版集团有限公司审查，也可能未经过同行评审。所讨论的任何观点或建议仅是作者的观点或建议，而未经 BMJ 认可。BMJ 不承担由此内容产生的所有责任。如果内容包括任何翻译材料，BMJ 不保证翻译的准确性和可靠性（包括但不限于当地法规、临床指南、术语、药物名称和药物剂量），并且对翻译和改编或其他原因而导致的任何错误和/或遗漏概不负责。

**开放获取** 这是根据知识共享署名非商业（CC BY-NC 4.0）许可分发的开放获取文章，该许可允许其他人在非商业上发布、重新混合、改编、构建此作品，并根据不同条款许可其衍生作品，前提是原始作品被正确引用,给出了适当的信用,所指出的任何更改以及使用是非商业性的。

**【补充内容】**

标题:多区正向光学离焦技术(DIMS)镜片对中国儿童的近视控制效果–3 年随访研究的结果。

作者:Carly S Y Lam,Wing Chun Tang,Paul H Lee,Han Yu Zhang,Hua Qi,Keigo Hasegawa,Chi Ho To。

**补充结果**

附件二 e 表 7:第三年参加研究和未参加研究的受试者人口统计数据。

附件二 e 表 8:历史对照组的基线数据与 DIMS 组 24 个月数据之间的比较。

附件二 e 表 9:历史对照组的基线数据与对照组转换至 DIMS 组 24 个月数据之间的比较。

附件二 e 表 7  第三年参加研究和未参加研究的受试者人口统计数据

| DIMS 组 | | 参加研究<br>($n=65$) | 未参加研究<br>($n=14$) | $P$ 值<br>($t$ 检验/$\chi^2$ 检验) |
|---|---|---|---|---|
| 纳入时的年龄/岁 | | 10.15±1.52 | 10.43±1.22 | 0.521 |
| 性别 | 男性,%($n$) | 57%(37) | 64%(9) | 0.612 |
| | 女性,%($n$) | 43%(28) | 36%(5) | |
| 基线 SER/D | | −2.98±0.96 | −2.93±1.05 | 0.863 |
| 基线 AL/mm | | 24.68±0.82 | 24.81±0.84 | 0.594 |
| 前 2 年的近视进展/D | | −0.34±0.52 | −0.55±0.54 | 0.177 |
| 前 2 年的眼轴增长/mm | | 0.20±0.21 | 0.27±0.23 | 0.270 |
| 对照组转换至 DIMS 组 | | 参加研究<br>($n=55$) | 未参加研究<br>($n=26$) | $P$ 值<br>($t$ 检验/$\chi^2$ 检验) |
| 纳入时的年龄/岁 | | 10.15±1.42 | 9.83±1.35 | 0.089 |

续附件二 e 表 7

| DIMS 组 | | 参加研究<br>（$n=65$） | 未参加研究<br>（$n=14$） | $P$ 值<br>（$t$ 检验/$\chi^2$ 检验） |
|---|---|---|---|---|
| 性别 | 男性,%（$n$） | 47%（26） | 62%（16） | 0.261 |
| | 女性,%（$n$） | 53%（28） | 38%（10） | |
| 基线 SER/D | | −2.73±0.99 | −2.86±0.91 | 0.573 |
| 基线 AL/mm | | 24.57±0.88 | 24.73±0.73 | 0.423 |
| 前 2 年的近视进展/D | | −0.87±0.59 | −1.01±0.62 | 0.330 |
| 前 2 年的眼轴增长/mm | | 0.49±0.24 | 0.59±0.23 | 0.080 |

附件二 e 表 8　历史对照组的基线数据与 DIMS 组 24 个月数据之间的比较

| | | DIMS（$n=65$） | 历史对照组<br>（$n=76$） | $P$ 值<br>（$t$ 检验/$\chi^2$ 检验） |
|---|---|---|---|---|
| 年龄/岁 | | 12.14±1.52 | 12.19±0.71 | 0.856 |
| 性别 | 男性,%（$n$） | 57%（37） | 51%（39） | 0.506 |
| | 女性,%（$n$） | 43%（28） | 49%（37） | |
| 基线 SER/D | | −3.32±1.00 | −2.93±1.33 | 0.054 |
| 基线 AL/mm | | 24.88±0.88 | 24.77±0.91 | 0.469 |

附件二 e 表 9　历史对照组的基线数据与对照组转换至 DIMS 组
24 个月数据之间的比较

| | | 对照组转换至<br>DIMS 组（$n=55$） | 历史对照组<br>（$n=76$） | $P$ 值<br>（$t$ 检验/$\chi^2$ 检验） |
|---|---|---|---|---|
| 年龄/岁 | | 12.24±1.47 | 12.19±0.71 | 0.793 |
| 性别 | 男性,%（$n$） | 47%（26） | 51%（39） | 0.722 |
| | 女性,%（$n$） | 53%（28） | 49%（37） | |
| 基线 SER/D | | −3.61±1.15 | −2.93±1.33 | 0.003* |
| 基线 AL/mm | | 25.06±0.96 | 24.77±0.91 | 0.081 |

# 第二部分

# 近视管理的相关研究

## 1. 近视的形成诱因是什么

近视是一种表现虽然简单但发病机理却异常复杂的疾病,其发病机制与生长环境及遗传因素都有关系,而环境与遗传二者之间的相互作用也非常复杂,目前国际视光学界主流对于近视发生机制的共识主要有两大方面:先天遗传因素和后天环境因素。

### (1)先天遗传

1)种族差异  多份流行病学调查显示,近视的发生与种族差异有关。黄种人的近视发生率最高,白种人次之,黑种人最低。

2)父母遗传  统计表明,父母均近视的后代近视发生率为30%~40%,相比之下父母均不近视的后代发生近视的概率不足10%,可见父母遗传的影响是很大的。医学界普遍认为高度近视属于常染色体隐性遗传病,由位于常染色体上的一对基因所决定。此外,孕妈妈在孕期如果缺乏蛋白质、维生素等,会影响胚胎眼球、巩膜组织的发育,增加孩子未来发生近视的风险。另外,近视的发生与生活习惯的沿袭也有关系,家庭中父母常看书,孩子阅读量也会较大;父母时常玩手机,孩子也就早早地会用手机。诸如此类的习惯带有很大的感染性,但实际上并无基因遗传性,这也是应当注意的一个方面。

### (2) 后天环境因素

1)近距离阅读　有研究表明,近视的发生与持续近距离工作有密切关系。尤其是高强度的用眼,相较轻松的阅读更易引发近视。主要有如下三个发生机制。

第一,持续视近引起了长时间的调节和辐辏,使得睫状肌和眼外肌共同作用于巩膜,导致眼压增高,长期的眼压高常引起眼轴增长,近视发生。

第二,视近时,调节滞后使物像聚焦于视网膜后面(实际是在视网膜前未完成聚焦),形成远视离焦,远视离焦信号诱导眼轴变长,导致近视的形成。

第三,有研究表明,近距离工作可诱导脉络膜厚度降低,血流减少,导致巩膜缺氧,诱发近视,而且越是高度近视,黄斑后脉络膜越薄,可见脉络膜的变化也与近视的发生和进展有关。

2)电子屏光照射　近年来,多个研究表明视频终端的电子屏幕发出能量较高的400~440 nm短波蓝光,能够穿透晶状体直达视网膜,引起视网膜色素上皮细胞的萎缩甚至死亡。如果长时间、高强度、不间断照射眼睛,容易导致黄斑病变及白内障,影响眼健康。不过屏幕蓝光对人眼的影响在日常生活中主要表现为眼干、眼涩、怕光、头痛、视力模糊和眼疲劳。另外,蓝光会抑制褪黑素的分泌,而褪黑素是影响睡眠的一种重要激素,目前已知的作用是促进睡眠、调节时差,所以在睡觉前最好不要看手机,以免影响睡眠。

3)饮食不全　儿童体内糖代谢需要 B 族维生素来辅助完成,过多地摄入糖,就会消耗大量神经冲动传导所需的 B 族维生素,引起视神经功能障碍;同时甜食会导致儿童体内钙减少,缺钙会降低眼球巩膜的弹性,长此以往,形成儿童轴性近视。所以为保证眼睛的健康,饮食要多样化,避免过多摄入甜食。

4)睡眠不足 有研究表明,孩子如果长期睡眠不足,会引起全身自主神经系统功能紊乱,进而影响眼睛睫状肌的功能失常,导致近视形成。因此,保证规律、充足的睡眠对预防青少年近视也是十分重要的。

由此可见,近视的发生与基因遗传存在关系,但阅读习惯、户外活动及饮食习惯等环境因素同样会影响近视的发生和发展,其作用甚至已经大过遗传因素的影响,对父母遗传的近视我们能做的事情有限,但我们可以改善环境因素,比如引导儿童、青少年养成良好的用眼习惯,增加户外活动时间,注意营养搭配,定期检查视力,做到早发现、早预防,尽可能降低近视发生的可能。

## 2. 近视发生机制的主要学说有哪些

近年来,随着近视率的高发,大众也越来越关注近视的问题。但是近视的发生机制是什么、近视的形成原因是什么,这是科学界在一直探索求证的问题。但截至目前,近视发病机制尚不确切。基于当前的资料,我们来一起了解一下近视发病的主要学说。

### (1)视网膜–RPE–脉络膜–巩膜模式

研究发现了近视发病机制的视网膜–RPE–脉络膜–巩膜模式。异常的视觉信息作用于视网膜,给视网膜一个异常的信号,这个异常信号经过视网膜色素上皮层–脉络膜信号转导,最终作用于巩膜,引发巩膜重塑,揭示视网膜-RPE-脉络膜-巩膜间信号传递的分子机制及相关信号通路是阐释近视发病机制的重要途径。其中,信使分子是视黄酸、多巴胺、环磷酸腺苷等。

### (2) 形觉剥夺性近视学说

在视觉发育期内,眼睛由于先天性白内障、上睑下垂、角膜白斑、人为因素等,致使光刺激无法正常进入眼内,剥夺了该眼黄斑接受正常光刺激和视觉刺激的机会,称为形觉剥夺。通俗来说就是当眼睛看不清外界影像,使眼睛得不到正常的光刺激和清晰物像刺激,就叫形觉剥夺。

形觉剥夺性近视学说认为在动物视觉发育的早期,破坏其视网膜的清晰成像,使视网膜上面无法形成清晰物像,就有可能促使其发育的眼球快速增长,最终形成近视。

研究人员在1977年做过这样一个实验来研究形觉剥夺对于近视的诱导作用。在实验中,将出生后2周的恒河猕猴的眼睑缝合,形成上下睑缘粘连,在眼前形成半透明的遮盖膜,并将缝合眼睑后的小恒河猴喂养在明亮处,以造成人为的形觉剥夺。18个月后,打开了缝合的眼睑,并且给小猴子进行睫状肌麻痹。睫状肌麻痹后做检影验光,并测量眼球的结构和屈光度,测出眼球的屈光度和眼轴长度。结果表明,实验中的恒河猴的缝合眼形成了-13.5 D的近视(1 350度的近视),实验中缝合眼睑的恒河猴的眼前后轴长(即眼轴长度)亦增加20%的长度。

而相同的实验中,如果将发育成熟后的恒河猴的眼睑缝合,在相同的实验环境中饲养,17个月后进行睫状肌麻痹验光,并测量眼球的参数,发现发育成熟后的恒河猴即使眼睑被缝合,且形成了形觉剥夺,但是其屈光度和眼轴均无变化。而如果将刚出生的恒河猴缝合眼睑,并饲养在相同的环境中,发现仅6周,新生恒河猴的缝合眼就已经成为-2.75 D的近视。

### (3)光学离焦性近视学说

光学离焦性近视学说是近些年应用和认知度最为广泛的近视发生机制的学说。该学说认为,如果外界的物像没有完全落在发育期的眼球视网膜上,而是落在视网膜后方,形成了远视性离焦,这种远视性离焦信号就会诱发眼轴变长,造成近视的发生和发展。

当前的离焦学说正在蓬勃发展,在一线近视管理的临床上也取得了不俗的效果。目前根据离焦学说延伸出来的理论有周边离焦理论、竞争性近视离焦理论。在临床应用上有离焦软性角膜接触镜、角膜塑形镜、周边离焦的框架眼镜、周边离焦的角膜接触镜、多区正向光学离焦技术镜片等。

1)周边离焦学说　眼球的形状是球形,后部中间眼轴长、周边眼轴短。这就导致一种现象:视网膜像的中心在视网膜上,而像的周边却在视网膜后方,在视网膜的周边形成了远视性离焦。研究人员在2009年做的实验显示:视网膜周边的远视离焦也会引起眼轴增长;针对这种理论,周边离焦眼镜就应运而生。周边离焦眼镜的原理是:从镜片的光心向周边的度数变化是向正度数变化,即正度数越来越高,负度数越来越低。这样一来形成的像的弧度会更大,更贴合视网膜弧度,能够消除周边视网膜的远视性离焦,从而起到近视管理的目的。在实际工作中,周边离焦的角膜接触镜相比周边离焦的框架眼镜的近视管理效果稍好;而周边离焦框架眼镜的近视管理效果在《近视管理白皮书(2019)》中定义为较弱。

2)竞争性近视离焦学说　在2003年的一项研究中,研究人员发现在给出生1周左右的小鸡眼前戴透镜时,如果小鸡眼前戴的是负透镜,焦点落在视网膜后方,1周以后小鸡的眼轴变长了;当在小鸡眼前戴正透镜,焦点在视网膜前方,结果发现小鸡的眼轴缩短了。离焦实验的结果是近视性离焦会诱发小鸡眼轴缩短,而远视性离焦会诱发小鸡的眼轴变长。

实验者在2007年做了一个实验,实验方法是设计一种新型双焦度透镜,能够在小鸡的眼内同时形成近视性离焦和远视性离焦,以探究同时呈现的近视和远视离焦对雏鸡屈光发育的影响。在实验中,他们为7~8日龄的正常雏鸡在一只眼睛上安装了这种特殊设计的双焦度透镜,在另一只眼睛(对照眼)上安装了平面透镜。在实验中,分别测试了+20/-10度的双焦度透镜、+10/-10度的双焦度透镜、+5/-10度的双焦度透镜和plano(平光)/-10度的双焦度透镜,以及具有不同比表面积(50∶50、33∶67和25∶75)的+10/-10度透镜。在配戴特殊设计的双焦度透镜6天后,分别通过检影验光、高频超声评估小鸡眼球的屈光度和眼轴长度。同时,还做了另外一组实验,这组实验旨在测试配戴双焦度镜片对近视眼屈光发育影响。在配戴-10度镜片6天诱发近视后,给雏鸡配戴双焦度+10/-10-度镜片6 d。结果:眼前加正镜片的小鸡的眼轴缩短了;眼前加负透镜的小鸡的眼轴变长了;等量的近视性离焦和远视性离焦信号作用于视网膜时,近视性离焦控制近视度数的作用更强。

经过这个实验得出了结论:鸡视网膜能识别光学离焦的信号和大小。鸡眼能够整合同时呈现的聚焦于视网膜两侧的图像的模糊线索,并相应地调节它们的屈光发展。这意味着视觉环境中离焦的复杂性可能在近视的发病机制中起着关键作用。

# 3. 什么是近视管理

近视管理相对于近视防控来说是一个更加全面的概念,在近视管理这个概念当中,不仅要考虑到近视的预防、干预、矫正,而且要关注儿童及青少年的用眼健康、近视的预测、近视风险的排除、近视的提前干预等,还需要从科普到筛查、从检查到诊断、从处方到教育的全渠道的近视管理体系,需要从医疗等眼保健机构处理近视问题扩大到学校、家庭、社会、国家全方位关注和应对近视高发的问题。近视管理的概念包括了从近视管理的标准定义、屈光档案的建立、近视筛查和近视预防、非进展性近视的矫正及进展性近视的干预 5 个层面。

《近视管理白皮书(2019)》中对近视管理有这样的定义:

1)对未发生近视的儿童及青少年进行眼健康管理。

2)对于已经发生近视的儿童及青少年,应当通过科学宣教和规范的诊疗,采用个性化的矫正、干预等综合措施来延缓近视进展。

## 4.近视管理相关名词术语

1)视力　又称视觉分辨力,是眼睛能够分辨的外界两个物点间最小距离的能力。视力是随着屈光系统和视网膜发育逐渐发育成熟的,0~6 岁是儿童视力发育的关键期,新生儿出生仅有光感,1 岁视力一般可达 4.3(标准对数视力表,下同),2 岁视力一般可达 4.6 以上,3 岁视力一般可达 4.7 以上,4 岁视力一般可达 4.8 以上,5 岁及以上视力一般可达 4.9 以上。

2)正视化过程　儿童眼球和视力是逐步发育成熟的,新生儿的眼球较小,眼轴较短,此时双眼处于远视状态。儿童及青少年时期是眼屈光变化最快的阶段,其发育规律表现为随着儿童生长发育,眼球逐渐长大,眼轴随之变长,远视度数逐渐降低而趋于正视,称为"正视化过程"。比较理想的情况是儿童到 12 岁后由远视眼发育成正视眼。

3)远视储备量　正视化前的远视大多为生理性远视,是一种"远视储备",可理解为"对抗"发展为近视的"缓冲区"。远视储备量不足指裸眼视力正常,散瞳验光后屈光状态虽未达到近视标准但远视度数低于相应年龄段生理值范围。如 4~5 岁的儿童生理屈光度为 150~200 度远视,则有 150~200 度的远视储备量,如果此年龄段儿童的生理屈光度只有 50 度远视,意味着其远视储备量消耗过多,有可能较早出现近视。

4)裸眼视力　又称未矫正视力,指未经任何光学镜片矫正所测得的视力,包括裸眼远视力和裸眼近视力。

5)矫正视力　指用光学镜片矫正后所测得的视力。包括远距矫正视力和近距矫正视力。

6)视力不良　又称视力低下。指根据《标准对数视力表》(GB 11533—2011)检查远视力,6 岁以上儿童及青少年裸眼视力低于 5.0。其中,视力 4.9 为轻度视力不良,4.6≤视力≤4.8 为中度视力不良,视力≤4.5 为重度视力不良。儿童及青少年视力不良的原因多见于近视、远视、散光等屈光不正以及其他眼病(如弱视、斜视等)。

7)屈光不正　当眼处于非调节状态(静息状态)时。外界的平行光线经眼的屈光系统后,不能在视网膜黄斑中心凹聚焦,因此无法产生清晰的成像,称为屈光不正,包括近视、远视、散光和屈光参差等。

8)屈光度　屈光能力大小(屈光力)的单位,以 D 表示。平行光线经过眼的屈光系统聚集在 1 m 焦距上,眼的屈光力为 1 屈光度或 1.00 D。通常用眼镜的度数来反映屈光度,屈光度乘以 100 就是度数,例如 200 度的近视镜屈光度为 -2.00 D,150 度的远视镜的屈光度为 +1.50 D。

9)近视　一种屈光不正,当眼睛调节放松时,平行于光轴进入眼睛的光线聚焦到视网膜前方的焦点。这通常是由眼球从前到后太长,也可能是由过度弯曲的角膜和(或)屈光力增加的晶状体引起的。

10)筛查性近视　应用远视力检查、非睫状肌麻痹状态下电脑验光仪验光(俗称电脑验光)或串镜检查等快速、简便的方法,将儿童及青少年中可能患有近视者筛选出来。当 6 岁以上儿童及青少年裸眼

远视力<5.0时,通过非睫状肌麻痹下电脑验光,等效球镜(SE)≤
-0.50 D判定为筛查性近视;无条件配备电脑验光仪的地区,可采用
串镜检查,当正片(凸透镜)视力下降、负片(凹透镜)视力提高者,判
定为筛查性近视。

11)等效球镜　等效球镜度(SE)=球镜度+1/2柱镜度。如某学
生球镜度数为+0.50 D,柱镜度数为-3.00 D,则该学生的SE=+0.50+
1/2(-3.00)=-1.00 D,即等效于-1.00 D的近视。

12)睫状肌麻痹验光检查　睫状肌麻痹验光即通常所说的散瞳验
光,是国际公认的诊断近视的金标准。建议12岁以下,尤其是初次验
光,或有远视、斜视、弱视和较大散光的儿童要进行睫状肌麻痹验光,
近视需要配镜的儿童需要定期复查验光。

13)前近视　近视的定义认为近视是一个静态变量,而大多数形
式的近视从发病开始持续一个可变的时期。目前,降低进展速度是近
视管理的核心目标,但预防近视的发作是一个更有价值的目标,这种
干预需要在眼睛变得近视之前对其进行干预。目前有学者提出前近
视的概念,即非近视性屈光,其中危险因素和观察到的眼睛生长模式
的组合表明进展为近视有足够的可能性,值得预防性干预。

14)轴性近视　一种近视屈光状态,可归因于眼轴伸长过多,即眼
轴过长导致的近视。

15)屈光性近视　一种近视屈光状态,可归因于眼睛屈光系统(角
膜和晶状体)的屈光力过强或位置的变化导致的近视。

16)继发性近视　一种近视屈光状态,可识别出单一的特定病因
(例如药物、角膜疾病或全身性临床综合征),该病因不是公认的近视
发展人群危险因素。

17)病理性近视　与近视相关的过度轴向伸长,导致眼睛后部的
结构改变(包括后葡萄球菌、近视性黄斑病和高近视相关性视神经病
变),并可能导致最佳矫正视力丧失。

# 5. 近视的分类

## (1)根据屈光成分分类

1)屈光性近视　主要由于角膜或晶状体曲率过大或各屈光成分之间组合异常,屈光力超出正常范围,而眼轴长度基本在正常范围。

2)轴性近视　由于眼轴延长,眼轴长度超出正常范围,角膜和晶状体等眼其他屈光成分基本在正常范围。

## (2)根据病程进展和病理变化分类

1)单纯性近视　大部分患者的眼底无病理变化,进展缓慢,用适当的镜片即可将视力矫正至正常,其他视功能指标多属正常。

2)病理性近视　视功能明显受损,远视力矫正多不理想,近视力亦可异常,可发生程度不等的眼底病变,如近视弧形斑、豹纹状眼底、黄斑部出血或形成新生血管膜,可发生形状不规则的白色萎缩斑或有色素沉着呈圆形黑色斑;视网膜周边部格子样变性、囊样变性;在年龄较轻时出现玻璃体液化、混浊和玻璃体后脱离等。与正常人相比,发生视网膜脱离、撕裂、裂孔、黄斑出血、新生血管和开角型青光眼的危险性要大得多。常由于眼球前后径变长,眼球较突出,眼球后极部扩张,形成后巩膜葡萄肿。伴有上述临床表现者为病理性近视。

3)根据近视度数分类　低度近视:-0.50~3.00 D。中度近视:-3.25~6.00 D。高度近视:>-6.00 D。

## 6. 近视的症状与危害

近视的典型症状是远视力下降。其主要表现包括如下。

1）远视力下降,近视初期常有远视力波动。

2）注视远处物体时不自觉地眯眼、歪头。

3）部分近视未矫正者可出现视疲劳症状。

4）近视度数较高者,除远视力差外,常伴有夜间视力差、飞蚊症、漂浮物和闪光感等症状,并可发生不同程度的眼底改变,特别是高度近视者,发生视网膜脱离、撕裂、裂孔、黄斑出血、新生血管和开角型青光眼的风险增高,严重者导致失明。

## 7. 用于近视管理的主要技术产品有哪些

目前在近视管理方面有了越来越多的有效产品和技术,这些产品和技术总结下来主要有青少年渐进多焦点眼镜、双光眼镜、双光棱镜眼镜、周边离焦类眼镜、多区正向光学离焦技术眼镜、角膜塑形镜、低浓度阿托品等。

这些产品和技术的原理、特点和效果各不相同,视光师需要根据孩子的屈光状态和眼科检查结果等实际情况,选择最适合的近视管理方案。在这些近视管理方案中,有一些方法可以组合使用。

### （1）青少年渐进多焦点镜片和双光镜片

渐进多焦点镜片在儿童及青少年的近视管理中的应用由来已久,并且确实有一定的近视管理效果。根据《近视管理白皮书（2019）》中披露的数据,渐进多焦点镜片具有11%~35%的近视管理效果。

青少年渐进多焦点眼镜为什么具有近视管理的功能呢?

在多年来的动物实验中已经证实远视性离焦会诱发眼轴的增长,从而导致近视的发生和近视度数的快速增长。在近距离用眼时间较长或强度较大的群体,如毕业班的青少年、爱玩手机的儿童等群体中,近视率呈现高发趋势,同时,这类人群中的近视增长速度也远超其他人。

研究人员仔细研究一些看近较多的人群近视发展较快的因素,会发现跟调节滞后密切相关。调节滞后的定义:理论上我们看近处时会动用调节,这个调节的量是看近距离的倒数,我们称之为调节需求(或调节刺激);实际在看近处时眼睛动用的调节力,我们称之为调节反应。调节反应通常比调节需求少一些。这些调节反应和调节需求之间的差值就是调节滞后。通俗来说,调节滞后是调节反应比调节需求少做的量。

从眼生理学上来看,在我们看近的时候,眼的睫状肌收缩、悬韧带松弛,晶状体由于其本身的弹性会变凸,从而我们可以动用调节,将物像聚焦在视网膜上。理想情况下,晶体应该根据注视距离产生精准的调节反应,以确保视网膜可以获得清晰的物像。然而,实际情况是眼睛在看近处时,会"偷懒"一部分量,还未将完全清晰的像拉到视网膜上就停止工作,这部分偷懒的量就是调节滞后。

轻度的、短时间的调节滞后不会有症状,因为人的大脑对于微量的模糊是可以容忍的。但是,如果看近距离太近、看近时间太长,调节滞后量也会增加。这样视网膜上的模糊象就会被大脑感知。同时,调节滞后还有一个特点,那就是调节需求越大,调节滞后量就越大。而在近距离视物时,调节滞后的患者的视网膜成的像是模糊的,清晰的物像是聚焦在视网膜后方的(实际为未聚焦的模糊像),形成了远视性离焦。前期的动物实验证明:视网膜会向着焦点生长,而远视性离焦的所形成的焦点在视网膜后方,就会促进眼轴增长,导致近视度数呈现较快速度的增长。

我们已经知道调节滞后是看近过多的人出现近视和近视加深的诱因,那么有什么方法可以解决调节滞后呢?答案就是减少调节刺激。减少调节刺激的方法有很多,常见的有两种,比如增加注视距离,或者减少看近负担。其中,增加注视距离在生活中就是远眺。经常在户外活动并看远的孩子调节刺激少,调节滞后量少,不会因为调节滞后而形成远视性离焦,从而可以防控近视。所以在近视管理所有的手段中,户外活动和远眺是比较有效的手段。而减少看近调节负担的方法就是给予下加光,也就是使用有下加光的镜片,比如渐进多焦点、双光、双光棱镜等眼镜。根据临床效果,渐进多焦点的近视管理效果是11%~35%,双光的近视管理效果是39%,双光棱镜的近视管理效果是51%,但是需要注意的是:已经使用有下加光的眼镜在换成单光眼镜时需要进行眼睛调节功能的训练,以解决视近调节不足的问题。

## (2)周边离焦镜片

**效果:**《近视管理白皮书(2019年)》披露的数据显示,亚洲儿童及青少年配戴周边离焦设计框架眼镜后,眼轴延缓量平均为0.05 mm/年,近视程度延缓量平均为0.12 D/年,近视管理效力弱。

**配戴注意事项:**周边离焦镜片的原理是通过特殊的设计,使镜片的屈光度从光心到周边逐渐变化,负度数逐渐降低,从而使外界的物体在视网膜上成的像的曲率更大,进而解决周边远视离焦的问题,起到近视管理的作用。所以对于周边离焦的眼镜在验配、配戴时,一定要使眼睛的瞳孔中心对准光心,避免眼睛使用镜片边缘看东西,这样才能有更好的效果。

**优点:**镜片外观与常规单焦框架眼镜无差别,患者配戴时依从性较好。

**缺点:**若视远时,不改变头位,仅转动眼球,此时产生的注视偏差会使中心视力清晰度受到影响,视网膜周边的离焦效应也会发生未知的变化,影响其近视管理效果。

**适应证**：近视增长较快的儿童及青少年（近视增长量≥0.75 D/年）。

**禁忌证**：不能耐受单焦框架眼镜的屈光参差患者。

### （3）基于竞争性近视离焦理论设计的多区正向光学离焦技术眼镜

**效果**：亚洲儿童及青少年配戴多点近视离焦框架眼镜后，眼轴延缓量平均为 0.16 mm/年，近视程度延缓量平均为 0.28 D/年，近视管理效力中等；在香港理工大学披露的近视管理数据当中，该产品的近视管理效果的数据是 59%。

**优点**：镜片外观与常规单焦框架眼镜无差别；瞳孔范围内，远用矫正度数和近视离焦度数面积比例稳定，不因镜片位置改变而发生变化。

**缺点**：光线经过镜片中央离焦区后，分解为远用矫正部分和近视离焦部分，使得对比度有所降低。

**适应证**：近视增长较快的儿童及青少年（近视增长量≥0.75 D/年）。

**禁忌证**：不能耐受单焦框架眼镜的屈光参差患者。

### （4）角膜塑形镜

角膜塑形镜是指逆几何设计的硬性透气性接触镜，通过重塑角膜形态来暂时性降低近视屈光度数，从而提高裸眼视力的可逆性非手术物理矫形治疗手段。角膜塑形镜分为以矢高理念设计的 CRT 角膜塑形镜及以弧度理念设计的 VST 角膜塑形镜。多项研究显示角膜塑形镜可有效减缓近视眼眼轴增长，减缓量约为 0.15 mm/年，近视控制效力中等（0.25~0.50 D/年），可有效延缓35%~60%近视进展。

**优点**：夜间配戴，白天无须配戴框架眼镜或角膜接触镜。

**缺点**：价格较贵，护理操作要求高，配戴不当存在并发症风险。

**适应证**：近视和规则散光患者矫正范围参考角膜塑形镜注册证及产品说明书；眼部健康；角膜曲率在 40.00~46.00 D；没有使用影响或

可能影响角膜塑形镜配戴、可能会改变正常眼生理的药物;无影响配戴角膜塑形镜的全身性疾病;环境条件、卫生条件和工作条件能满足本产品的配戴要求;依从性好,能够理解角膜塑形镜的作用机制和实际效果,能依照医嘱按时复查并按时更换镜片的患者;年龄大于8岁的未成年人应在成年人监护下使用;配戴前应做相应检查以排除有禁忌证的患者。

**禁忌证:** 正在使用可能会导致干眼或影响视力及角膜曲率等的药物;角膜异常;活动性角膜炎(如角膜感染等),角膜知觉减退;其他眼部疾病,如泪囊炎、眼干燥症、结膜炎、睑缘炎等各种炎症及青光眼等;患有全身性疾病造成免疫低下或对角膜塑形有影响者;有接触镜或接触镜护理液过敏史;有手术或外伤史。

角膜塑形镜目前在屈光参差较大的孩子中使用的案例中,取得了不错的效果,这也给屈光参差较大的孩子的近视管理提供了新的思路。

## (5)双光棱镜眼镜

亚洲儿童及青少年配戴双光棱镜后,眼轴延缓量平均为 0.09 mm/年,近视程度延缓量平均为 0.34 D/年,近视控制效力中等。

**优点:** 镜片视远区与视近区有清晰的分界线,可以提醒患者使用下方的近用区视近,从而更好地利用近附加改善调节滞后;镜片视近区的 BI 棱镜可有效补偿近附加所产生的额外融像需求,不干扰患者的自身调节与双眼视功能平衡。

**缺点:** 镜片存在分界线,影响镜片外观,新一代双光棱镜的外观设计已有改善;镜片的远用区和近用区的分界线会产生像跳现象。

**适应证:** 近视增长较快的儿童及青少年(近视增长量≥0.75 D/年)。

**禁忌证:** 不能耐受单焦框架眼镜的屈光参差患者。

在日常工作中还发现双光棱镜眼镜对于看近过度引起的调节过度,从而导致的假性近视症状,也起到了非常明显的缓解效果。

## （6）低浓度阿托品滴眼液

低浓度阿托品滴眼液泛指浓度低于1%的阿托品滴眼液。与未使用药物相比,0.01%阿托品滴眼液使6~12岁儿童及青少年近视增长平均减缓60%~80%,近视延缓增长约0.53 D/年,眼轴减缓量为0.15 mm/年,近视管理效力为中至强,推荐使用阿托品滴眼液浓度为0.01%。

**优点**:每晚睡前使用1次,用法简单,价格低廉。

**缺点**:单独使用低浓度阿托品滴眼液对6~12岁儿童及青少年眼轴增长的控制作用原理尚不确切,在高浓度使用的情况下停药后近视回退明显。主要不良反应为畏光、视近模糊和过敏性结膜炎,且浓度越高不良反应越大、持续时间越长。对于畏光的患者可以考虑使用变色镜片。

**适应证**:不受年龄、近视度数限制,建议12岁以内、近视增长量≥0.75 D/年的儿童及青少年使用;已经使用了其他非药物控制手段仍然近视增长量≥0.75 D/年的儿童及青少年。

**禁忌证**:无法耐受畏光、视近模糊或过敏性结膜炎等眼部不良反应;发生心动过速、皮肤过敏等全身不良反应者。

## 8.近视研究有什么新的发现和结论

根据最新研究发现,不同因素对近视存在不同程度影响。

1)新生儿在发育的过程当中,远视屈光不正将缓慢减少。以至于到5~7岁时,大多数儿童将出现低度远视范围的屈光不正(0~+2.00 DS,所谓的远视储备)。在社会教育水平相对较低的年代成长的人群中,屈光不正可能在整个青少年和成年时期都在这个水平上持续存在。

2)近视发病率在大约6岁以上的高危人群中显著增加,并且已经确定了教育系统的强度与近视发作之间的联系。在过去的 10 年中，东亚人近视的患病率增加了 23%。

3）在现有的近视中，进展速度随着年龄的增长而下降。

4）影响近视发展的两个环境因素是户外时间和近距离工作。户外时间可以预防近视发展的原因仍无法解释，但一些动物实验研究证据表明，高光照水平或色度可能是关键因素；近距离工作（近距离工作在不同的研究中以多种方式定义和衡量，例如，教育水平，连续学习时间的持续时间，阅读书籍的乐趣，每周阅读的书籍数量，阅读和近距离工作花费的时间，室内学习时间，更近的工作距离，短阅读距离，与近距离工作相关的字体大小和屏幕查看活动等，就其本质而言，难以量化）的时间与近视的发展有直接关系，2020 年的疫情已经充分证明了这一点；来自城市环境的儿童近视的概率比来自农村的儿童高2.6 倍。所有环境影响的因素可能是教育、近距离工作和户外时间。

5）身体属性（身高、体重和体重指数）、产前史、出生季节、健康状况、社会、经济水平都可能与近视有关，且具有不同的关联强度。

6）长期以来，人们一直认为近视的发生和发展可能与调节与集合的功能失调有关，在近视发作前观察到 AC/A 的比值升高，同时观察到调节滞后大于非近视眼，近视发生前的调节滞后能产生远视性的视网膜离焦，刺激近视的发生。

## 9. 用于近视研究的实验动物有哪些

动物的视力与人存在一定的相似性，对不同动物视力研究，可以帮助人们积累更多理论的依据。

### （1）非人类灵长类动物

恒河猴被用于近视研究，显示形觉剥夺近视（FDM）和视觉对眼睛生长的影响。从此之后,恒河猴、普通猕猴都被用于近视研究。这两个物种都有视网膜中心凹,眼睛是人眼的光学缩小版本,以及与人类基本相同的视觉生理。恒河猴视网膜与人类最相似,以杆状细胞为主(杆细胞与椎细胞的比例大约在 20∶1)。具有锥体细胞主导的中央凹,除了杆细胞外,还具有三种锥体细胞类型,具有短波长、中波长和长波长灵敏度。猕猴视网膜以锥体细胞为主,中央凹发育良好。猕猴视网膜包含视杆细胞和视锥细胞,它们表现出视觉色素的多态性,其中 3 个光色素处于中长波长范围内,峰值灵敏度为 543、556、563 nm。

恒河猴和猕猴的调节系统与人类和其他灵长类动物的调节系统密切相关。睫状肌及其药理学与人类相似,允许像人类一样用毒蕈碱拮抗剂产生睫状肌麻痹(调节麻痹)。幼年猕猴和猕猴的适应性调节反应至少为 20 D。在以前的研究中,在行为清醒的猕猴中成功地刺激了调节,并进行了测量,显示出与人类相似的刺激反应斜率。此外,恒河猴已被证明能够以与人类相似的速度发展为老花眼。

## (2)树鼩

树鼩属于斯堪的纳维亚目,与灵长类动物密切相关,它们是最早被证明发展 FDM 的物种之一,且先后被几个实验室用于近视研究。树鼩具有以锥体细胞为主的视网膜,其视杆细胞约占光感受器数量的 14%。树鼩没有中央凹,但视网膜有一个区域中心,树鼩内视网膜是血管性的。视神经包含具有径向层束的胶原层状束。与灵长类动物相比,树鼩的眼睛具有相对较大的晶状体和相对较小的玻璃体室,但它们似乎没有发挥出实质性的调节作用。然而,当用卡巴乔尔刺激时,树鼩可以产生高达 8 D 的调节。

## (3)豚鼠

豚鼠是昼行啮齿动物,越来越多地被用作近视研究的模型。豚鼠可发展为 FDM,可以适当地补偿强加的近视和远视离焦。除视杆细胞外,豚鼠的视网膜还包括中波长敏感锥体和短波长敏感锥体,它们分别占据视网膜的上部和下部区域,而过渡区包含锥体类型和具有两种色素的细胞。豚鼠没有中央凹,但视网膜有视觉条纹。豚鼠视网膜是无血管的,其视网膜血液供应仅由脉络膜循环提供。由于视网膜营养物质必须从脉络膜扩散,视网膜通常比拥有视网膜内脉管系统的动物更薄。视神经含有具有结缔组织束的胶原层,与灵长类动物相比,豚鼠的眼睛具有相对较大的晶状体和相对较小的玻璃体腔,但豚鼠似乎没有积极的调节反应,在幼年动物中,大约 5 D 的调节可以在药理学上诱导。

## (4)老鼠

老鼠是夜间活动的啮齿动物,近年来越来越多地用于近视研究。虽然老鼠被归类为夜间活动动物,但它们在白天也很活跃,明视觉输入在其屈光发展中起着重要作用,行为和功能研究表明,视觉对于精确的空间导航至关重要。小鼠发展为 FDM 并对施加的远视以及某种程度上的近视离焦做出适当的反应。老鼠近视本质上是轴性的,具有人类近视的特征。老鼠视网膜的组织与其他哺乳动物相似。与豚鼠类似,老鼠视网膜包括中波长和短波长敏感的视锥细胞,它们分别占据视网膜的上部和下部区域,而两种光色素的高水平在过渡区表达。老鼠视网膜不具有中央凹,但具有视网膜内脉管系统,具有放射状定向的血管。视神经包含由神经胶质细胞组成的椎板,与灵长类动物相比,老鼠的眼睛具有较大的晶状体和相对较小的玻璃体腔。已知老鼠不具有透镜式调节,靠改变眼轴的长度来调节离焦像的位置。

## (5)鸡

对雏鸡的研究是最早证明视觉体验可以调节眼睛生长和屈光发育的研究之一。从此,雏鸡被广泛使用,因为它们易于获得,视觉早熟,并且发育迅速。研究表明：雏鸡会发展为 FDM 并迅速补偿强加的近视和远视离焦。

雏鸡视网膜包含视杆细胞、4 个单视锥光感受器和一个双视锥光感受器。视锥细胞含有油滴，其充当长波长通过滤光片，切断较短的波长。雏鸡光感受器以 3∶2 的视锥细胞与视杆细胞比例存在，大多数视杆细胞位于视网膜的下部区域，大多数蓝色和紫色视锥细胞位于上视网膜中。雏鸡视网膜没有中央凹，但具有大部分无视杆细胞的中央区域。光学相干断层扫描（OCT）成像显示视网膜在中央区域最厚。雏鸡内视网膜是无血管的，由果胶为眼提供氧气和营养，这是一种与脉络膜连续并伸入玻璃体腔的血管结构。

雏鸡的眼睛有小的晶状体和相对较大的玻璃体腔，雏鸡具有振幅约为 25 D 的主动调节系统，通过角膜和晶状体表面曲率的变化来实现调节，角膜约占屈光度变化的 40%，晶状体占屈光度变化的 60%。睫状肌负责角膜和晶状体在调节过程中的变化。与哺乳动物不同，雏鸡睫状肌是横纹肌，含有烟碱乙酰胆碱受体。因此，雏鸡的睫状肌麻痹需要烟碱拮抗剂。与其他鸟类和大多数脊椎动物（大多数哺乳动物除外）一样，雏鸡具有软骨和纤维状巩膜，巩膜小骨与眼睛前段的软骨巩膜相关。

雏鸡的昼夜节律调节系统高度发达，与哺乳动物的昼夜节律调节系统有许多不同之处，这可能使雏鸡眼的屈光性发育对光周期的变化更敏感。

## 10. 实验动物模型为近视研究指明了哪些方向

人们对近视的研究由来已久，且从未停止。通过对不同动物的研究，显著提高了我们对视觉体验、眼睛生长发育机制以及近视发生发展的理解。这些动物实验的研究，帮助我们建立了重要的概念，告知我们眼睛生长和屈光发育的视觉相关知识，并影响了我们近视治疗的策略，一些主要的发现来自对实验动物模型的研究。这些包括了眼睛对视网膜离焦像进行代偿性生长的能力，眼睛生长的局部视网膜控制、脉络膜厚度的调节变化，以及识别眼睛生长中的成分，导致调节眼睛生长和屈光状态的信号关联；其中一些发现提供了概念的证明，这些概念构成了控制人类近视进展的新的有效临床治疗方法的科学基础。

正视化是指眼睛的屈光功能与其眼轴长度相匹配的发育过程，以便适应外界远处的景物刚好聚焦的视网膜上，使用动物模型的研究使我们了解了视力在产后眼睛生长中的作用，发育的机制和操作特征，以及屈光不正的发展（近视，眼轴对于其屈光能力而言太长；远视，眼轴对于其屈光能力而言太短）。动物模型已经确立了眼睛生长和屈光发育的视觉调节以及眼睛生长的局部视网膜控制的存在。它们还揭示了生化信号级联，这些级联将与离焦迹象相关的视觉刺激转导为视网膜中的细胞和生化变化，这反过来又向视网膜色素上皮、脉络膜和最终巩膜的变化发出信号，导致眼睛生长改变和屈光状态的变化。这些研究为开发光学和药物治疗提供了一个框架，可用于有效减少近视的患病概率和减缓近视的进展。

## 11. 实验动物模型的近视研究主要发现

研究人员通过实验动物模型，对正视化和近视发展的理解做出了贡献。这些研究确立了许多重要的概念，让我们了解视觉对眼球生长和屈光发育的影响，并为目前的近视管理策略提供了证据和科学基础，其中的主要发现有如下内容。

1）与视网膜离焦相关的视觉信号控制眼球生长，引导正视化和眼睛的屈光发育。在动物模型中施加远视或近视离焦导致眼睛发生代偿性变化，以中和所施加的离焦量。视觉信号引发的眼球生长变化在年幼动物中最显著，但也可以在年长动物的眼睛中引发代偿性变化。这一发现为多区正向光学离焦技术产品用于近视管理提供了依据。

2）引导眼球生长的视觉信号有局部性。视神经阻断对离焦代偿没有影响，限制离焦与局部视网膜区域会导致眼球生长产生局部变化。针对周边视网膜的大面积视觉信号可影响眼轴和中央屈光状态的变化。这一发现为周边离焦产品用于近视管理提供了依据。

3）脉络膜在眼球生长和屈光发育的视觉控制中扮演着活跃角色。脉络膜厚度变化是对离焦产生的代偿反应的一部分，且可参与调控正视化和眼球生长的调节反应。这一发现为哺光仪产品用于近视管理提供了依据。

4）在视觉信号引发眼球生长这一过程中，有巩膜细胞外基质合成和生物力学特性的变化。

5）光照强度和光的光谱组成以复杂的方式影响着眼球生长，这与眼睛昼夜节律和视觉信号的时间反应特征相互作用。这一发现为户外活动或运动有助于近视管理提供了依据。

6）阿托品可影响眼球生长，并通过不涉及调节或睫状肌活动的细胞机制延缓实验室模型的近视加深，可能通过毒蕈碱和非毒蕈碱作用发挥效用。这一发现为阿托品用于近视管理提供了依据。

7）实验室研究已经确定了多种参与调控眼球生长的生化物质，比较著名的有视网膜多巴胺、视黄酸和一氧化氮-环磷酸鸟苷。脉络膜和巩膜的各种变化表明存在着由视网膜产生的级联细胞信号，该信号可调节巩膜的生化并规范眼球生长。

8）视网膜、RPE、脉络膜和巩膜中基因表达的分子变化支持信号级联假说，并表明视网膜通过不同途径发出远视性离焦和近视性离焦信号。明确这些途径的各个组成部分能够为控制眼球生长和近视发展的新型药物提供具体靶向。

总之,实验室动物模型研究为治疗近视的常用光学和药物手段提供了理论支持和科学基础。

# 第三部分

# 多区正向光学离焦技术
# 镜片的验配指导

## 1. 多区正向光学离焦技术镜片如何建立视觉档案

　　儿童及青少年患者是特殊的群体,受年龄和认知水平的限制,他们对自身情况了解有限,表达能力也有限,所以和他们的交流往往获得的信息比较有限,对于儿童及青少年的配镜更重要的是要对孩子进行有效的观察和对家长进行有效地沟通,来获取有用的信息。有些家长比较细心,对孩子何时出现的异常行为有着清晰明确的表达,对孩子的日常表现也能描述的相对精准,而有些家长可能疏于对孩子的观察,只是知道孩子看不清楚,对孩子的日常表现、行为习惯无法提供更多有价值的信息。

　　虽说视光师与孩子的接触时间比较短暂,但还是要尽其所能对孩子进行观察,比如孩子的身高、体态、头位、眼镜配戴的位置,填写个人资料时尽量不要让家长代笔,让孩子自己填写。孩子在填写自己资料时,视光师要注意观察孩子握笔的姿势,胳膊和手的习惯放置位置。通过这些观察,可以对孩子平时写作业的姿势有一个大概的了解,这些不经意间的动作可以真实地反映出孩子日常的行为,而对于非专业人士来说,并没有觉得什么不正常。但优秀的视光师可以从细节中发现一些端倪,比如孩子的握笔姿势异常,经常歪头写字等行为就是近视发生的一些诱因。

除了通过观察来获取一些额外的信息之外,主要还是要通过和孩子与家长的交流来获取更多的信息,每个孩子的情况都不一样,在和患者交流当中,获取的信息量也不尽相同,但一些常见的必备信息是不可少的,这些必备信息包含但不限于以下内容。

1)基本信息 姓名、年龄、上几年级。

2)日常生活行为方式 平时作业写几个小时? 每天大概几点起床、几点睡觉? 周末是否经常进行户外活动? 户外活动的时间一般多长? 电子视屏的使用时长是多少?

3)饮食情况 饮食是否均衡? 有无偏食? 是否喜爱甜食?

4)戴镜史 如果孩子戴着眼镜来的,要问一下第一副眼镜是几岁配的? 一般多久到眼镜店检查一次眼睛? 每次换眼镜时,一般度数涨多少度? 现在的这副眼镜戴着如何? 看远还清楚吗? 看近读书时怎么样? 平时看近写作业时会摘下眼镜吗?

5)目前的视力状况以及主诉内容 视力下降多久? 有无其他不适症状,如看书头痛、累、串行、重影等问题,若有上诉问题,持续多长时间? 眼部有否受过伤? 眼部有无做过手术?

6)有无家族遗传史 孩子父母有无高度近视或其他眼病?

以上列举的六大方面的问题,基本上涵盖了与视力发展相关的各个方面,了解到这些信息之后,一定要记录下来,便于 3 个月或 6 个月复查的时候参考。

在和孩子沟通的时候,有些孩子在陌生人面前是比较腼腆的,可能有些问题视光师不容易问出来,那这个时候我们要采取开放式问题与封闭式问题结合的方式来获取更多的信息。有时候孩子提供的信息和家长反馈的信息是矛盾的,这个时候大家要清楚孩子到一定年龄之后,也是有一些小秘密的,可能是不愿意让家长知道的,作为视光师要注意寻找家长不在场的机会和孩子私底下交流一些问题,从而获得更加真实的信息。

和孩子与家长进行交流之后,获取必要的信息,接下来就是要进行一些初步的筛查性检查工作,比如测量瞳距、测试主导眼、测量旧镜度数、测量旧镜视力(如戴镜就测旧镜视力,如不戴镜就测裸眼视力),在测量视力的时候,要注意测量远视力与近视力,并将其一起记录在视力档案当中,有些机构岗位分工是比较明确的,此时也可以进行电脑验光的检查,在医疗机构当中,睫状肌麻痹验光可能也在此时开始进行点药。

在实际工作当中,为了帮助视光师记录交流的内容,视光机构常常制作表单以供记录使用。因为儿童及青少年屈光状态会随着身体的发育而快速变化,屈光状态正常的儿童及青少年应该至少每半年进行一次复查,异常者每 3 个月要进行复查,这些信息将为下次复查提供参考。

## 2. 多区正向光学离焦技术镜片验配需要做哪些检查

经过与孩子与家长的交流,我们已经获得了孩子的一些基本信息,并进行了初步筛查性检查的工作,接下来视光师要进行一系列的检查。这些检查一般包括眼外部检查、眼前节检查、眼压检查、眼底检查、眼前节生物参数测量等,以帮助孩子排除眼病的问题。有些视光机构可能未配置这些设备,不能进行这些检查,这也是为什么孩子首次配镜建议去眼科医院的原因,确定孩子的眼健康无器质性病变后,视光师还要进行一系列屈光及视功能的检查,屈光及视功能的检查结果将为验配多区正向光学离焦技术镜片提供主要数据支持和诊断依据。

## （1）眼外部检查

眼外部检查通过肉眼观察或借助裂隙灯显微镜进行，主要指检查或观察眼周边的组织是否存在异常，用于评估眼表的健康状况。

1）皮肤 观察表面是否光滑、是否充血、是否附着鳞屑。

2）眼睑 观察双眼裂大小；是否对称；有无睑裂缺损、内眦赘皮、睑内翻、睑外翻及闭合不全。

3）睫毛 是否缺损、其位置与排列方向是否正常、有无睫毛乱生或倒睫、有无双行睫毛等先天异常。

4）结膜 观察结膜组织结构是否清楚、颜色、透明度，有无干燥、充血、出血、结节、滤泡、乳头、色素沉着、肿块、瘢痕及肉芽组织增生，结膜囊的深浅，有无睑球粘连、异物等。

## （2）眼前节检查

眼前节属医学眼解剖概念范畴，具体包括前房、后房、晶状体悬韧带、房角、部分晶状体、周边玻璃体、视网膜及眼外肌附着点部和结膜等。眼前节检查则是对眼前节部位的检查。最简单的检查方法是手电筒斜照法，而在眼科临床上最常用的检查方法为裂隙灯显微镜进行检查，通过眼前节的检查，排除影响视力的眼病。

1）角膜 观察角膜的大小、弯曲度和透明度，以及其表面是否光滑，有无异物和新生血管、混浊，同时需检查角膜有无知觉异常或角膜膨隆、锥状突起、角膜后沉着物等。

2）巩膜 观察巩膜有无黄染或充血，是否存在结节或压痛。

3）前房 观察中央与周边前房的深度，以及观察双眼前房的深度是否对称，同时需检查房水有无闪辉、房水细胞有无混浊、积血等。

4)虹膜 观察虹膜的颜色和纹理,以及有无新生血管和色素脱落、萎缩等情况,是否与角膜前、晶状体后发生粘连,同时需检查其有无根部离断、缺损和震颤。

5)瞳孔 观察两侧瞳孔是否等大或圆形,位置是否居中,边缘是否整齐。观察直接对光反射、间接对光反射。

6)晶状体 观察晶状体有无混浊、混浊的位置及程度、晶状体形态及位置有无异常。

## (3)眼压检查

眼压是眼球内容物作用于眼球内壁的压力。主要使用眼压计进行测量,测量眼压是散瞳检查前的必需步骤,眼压的高或低常常是一些眼科疾病的典型临床表现,用于某些眼病的排查,比如青光眼等。

## (4)眼底检查

眼底就是眼球内后部的组织,即眼球的内膜——视网膜、视盘、黄斑和视网膜中央动静脉,主要通过眼底照相机进行检查。正常的眼底,是获得良好视力的基础。

1)视网膜是一层像纸一样菲薄的组织,由于其下面即为含有丰富血管的脉络膜,所以正常人的眼底呈橘红色,明亮而具有光泽。如果近视度数高,眼轴被拉长,视网膜被拉薄,视网膜下的血管变得可透见,使得眼底看起来如豹纹状,豹纹状眼底是高度近视的典型眼底。

2)在视网膜的后极部偏鼻侧可以看到一个直径大约1.5 mm的圆形浅红色区,称为视盘(即视乳头),它是视网膜血管、神经纤维进出眼球的必经之路。

3)在视盘的外侧,有一个颜色略深且中心凹处有一反射光点,称为黄斑,它是视力最敏锐的部分。

4)在视盘的中央可以看到分为4支的视网膜动脉和静脉,动静脉总是相伴而行,走向视网膜的周边部。这些血管是维持视网膜营养的重要保证。

### (5)眼生物参数测量

眼生物学参数有很多,近视管理一般测量:眼轴长度、中央角膜厚度、角膜曲率半径、前房深度、晶状体厚度、玻璃体厚度、角膜直径、瞳孔大小等,主要使用生物测量仪进行测量,不同型号的生物测量仪,测量项目有所差异,通过眼生物参数的测量,可以更加精确地判断孩子眼球的发育状态、判断屈光性质及屈光度的来源,指导近视预警、光学矫正、视觉干预方案的选择、制定和调整及近视管理效果评估。

眼生物学参数与孩子的年龄和发育情况有直接关系,请参照对应年龄段的发育水平来判断孩子的情况(表3-1)。

### (6)屈光检查

屈光检查是为了了解孩子目前的屈光状态,确定最终是否需要配镜以及配镜处方的重要手段和依据,也是进行视功能检查的一个前提。屈光检查分为客观验光和主观验光。

客观验光是指用仪器直接检查眼屈光状态,测量时无须视光师和孩子进行沟通,通过事先设定好的标准客观的评价屈光度数,为后续主观检查提供参考依据,目前常用的客观验光方法主要有电脑验光和静态检影验光。电脑验光仪的测量操作相对比较简单,也是市面上最为主要的客观检查手段,静态检影验光的方法掌握起来比较困难,需要不断的练习实践。在视光师当中,一些老的视光师已经熟练了掌握这项技能,而新的视光师大多并不能熟练操作。

多区正向光学离焦技术应用与近视管理

表3-1 不同年龄的眼生物学参数及身高

| 年龄 | 视力 | 屈光度 | 眼轴 | 角膜屈光度 | 前房深度 | 晶状体屈光度 | 晶状体张力性调节 | 眼压 | 角膜厚度 | 散光 | 身高 |
|---|---|---|---|---|---|---|---|---|---|---|---|
| 出生 | 出生0.02 2个月0.05 | 男性+3.00 D 女性+3.00 D | 16.5~17.5 mm | 52.0~55.2 D | | | | 25 mmHg | 960 μm | | 50 cm |
| 6个月 | 0.1 | | | 46 D | | | | | 520 μm | | |
| 1~2岁 | 0.2~0.3 | | 21 mm | | | | | | | | |
| 3岁 | 0.4~0.6 | 男性+2.33 D 女性+2.96 D | 男性22.2 mm 女性21.5 mm | 男性+43.0 D 女性+43.7 D | 2.5 mm | +22 D | +1.50 D | 24.5 mmHg | | +1.75 D | |
| 4~6岁 | 0.6~0.8 部分1.0 | 4岁+1.50 D | | | | +21.5 D | | | | | 120 cm |
| 7~8岁 | 0.8~0.9 基本1.0 | 7岁+1.00 D | 22.8 mm | | | | | 22.8 mmHg | | | 140 cm |
| 14岁 | 1.0 | 男性+0.93 D 女性+0.62 D | 男性23.1 mm 女性22.7 mm | 男性+42.75 D 女性+43.60 D | 3.0 mm | +19 D | +1.00 D | 16 mmHg | 520 μm | +0.50 D | 150 cm |
| 意义 | 8岁以后大脑认知能力才能发育完全,8岁之前1.0可能是近视,不足1.0不一定是弱视 | 缓冲作用:为3~15岁,眼轴增长1mm,近视增长发育留出余地 | 自然增长作用:3~15岁,眼轴增长1mm,近视增长-3.00 D | 补偿作用:曲率的减少,可以补偿眼轴的增长,+1.00 D补偿0.33的眼轴的增长,缓冲-1.00 D的近视 | 主节点后移,补偿眼轴增长,+1.00 D补偿0.33眼轴增长,缓冲-1.00 D近视 | 补偿作用:晶状体变扁平可以补偿眼轴的增长,+1.00 D补偿0.33眼轴的增长,缓冲-1.00 D的近视 | 区别干晶状体的屈光补偿 | 眼球增长的内动力过高增加眼球的扩张力 | 眼球扩张的控制作用:代表眼球壁厚度,较薄使得眼球易于扩张 | | 青春期发育身高增长10 cm眼轴增长1 mm |

主观验光是对客观验光结果的检验和精调,这个阶段主要依赖于视光师与顾客的沟通,顾客将看到的视觉状况反馈给视光师,视光师根据顾客的反馈对度数进行调整,最后获得能让患者清晰、舒适、持久的处方。在主观验光的过程中,视光师特别依赖于患者的反馈,患者能准确地反馈所看到的视觉信息,对验光的结果起到至关重要的作用,孩子因为对某些事物的理解有局限,或者对视光师的话理解有偏差,往往会误导视光师做出一些错误的判断,这也是为什么孩子验光更依赖客观验光结果的原因。所以在为孩子进行视力检查时,一定要考虑到孩子的认知水平,比如视光师常出示的"E"字视标,开口方向分为上、下、左、右,在验光开始之前,视光师一定要和孩子进行良好的沟通,确保孩子可以区分上、下、左、右,并且可以语言表达或用手指指出正确方向。如果用到一些数字或者图形视标,在开始验光之前,要确保孩子是认识这些数字和图形的。

　　对于年龄比较小或明显出现眼位偏斜的孩子,可能需要在睫状肌麻痹状态下进行验光,对于医院而言这是没有问题的,但对于一些普通的视光机构来说并不具备睫状肌麻痹验光的资质,建议儿童首诊到医院进行睫状肌麻痹验光。

## (7)视功能检查

　　视力是视觉的基础功能,除了视力良好,人类获取的视觉信息是由双眼共同承担完成的,双眼能够良好协作并做出同等贡献是获得清晰舒适视觉的前提保障,近视孩子双眼视觉情况正常与否也是影响近视管理效果的一个方面,因此在对近视儿童验光时,也要做相关视功能的检查。视功能的检查可以有很多检查工具来进行,比如眼科医生常常习惯借助同视机进行视功能的检查。同视机的检查相对比较客观,比较适合年龄比较小一点的儿童,在普通视光机构当中的视光师往往更多的是借助综合验光仪进行视功能的检查,在综合验光仪上的检查,比较多地依赖于视光师与患者的沟通,适合年龄大一点、有较强表达能力的儿童。由于使用检查设备的差异,所以检查的项目、记录的方式都有所差异。以综合验光仪为例子来简单介绍视功能中的调节相关功能的检查。

1)Worth-4-dot 检查　用于定性分析被检眼双眼融像功能、斜视及视网膜抑制情况。

2)眼位检查　眼位从字面上理解就是眼应该在的位置,如果眼待在自己应该待的位置,就是正位,如果说没有待在应该的位置就是斜位。眼位在测量的时候根据所注视距离的不同,分为远用眼位和近用眼位,顾名思义,远用眼位就是看远时眼所处的位置,近用眼位就是看近时眼球所处的位置。和正位相比,如果眼球待的位置比较靠鼻侧,就称为内隐斜;和正位相比,如果眼球待的位置靠颞侧,就称为外隐斜,在这种外隐斜和内隐斜当中,如果可以受融像功能控制的,双眼注视时并不表现出症状,只有在打破融像功能时才表现出来,我们称之为隐斜;如果不受融像功能控制,无论何时都表现出歪斜的,我们称之为显斜视。眼位一般用马氏杆或棱镜分离法检查。

3)AC/A 检查　AC/A 是调节性集合与调节的比值,反映调节与调节性集合之间的联动关系。AC/A 的数值表示了每使用 1 D 的调节所引起的调节性集合的量。AC/A 是双视功能检查当中的一个重要参数。其大小一般是(4±2),AC/A 过高或过低都表示调节与集合之间存在不协调关系,是判断视功能正常与否的一项重要指标。常用的 AC/A 测量方法有两种,即计算法和梯度法,由于测量方式的不同,两者存在一定的差异。

4)NRA、PRA 检查　正负相对调节是患者在双眼注视状态下,聚散需求保持恒定不变时,调节放松或刺激的能力。①NRA 负相对调节,通过正镜片刺激放松调节为负相对调节,也称为虚性相对调节;②PRA正相对调节,通过负镜片刺激产生调节为正相对调节,也称为实性相对调节。

在测量时由调节所引起的聚散变化需要通过融像性聚散的变化来得到补偿，所以，NRA、PRA 检查不仅评估调节能力，也在评估与之配合的融像聚散能力的水平。

5）调节反应检查　调节刺激为诱发眼睛产生调节的物体距离，一般指放置在眼前，某近距离的注视目标，以该目标距离眼睛平面的距离（单位：m）的倒数来表达调节刺激的量，调节反应为个体应对某调节刺激所产生的实际调节的量。并以调节超前和调节滞后来表达眼睛对同一调节刺激所做出的调节反应的准确性。调节反应低于调节刺激的就是调节滞后，调节反应大于调节刺激就是调节超前。在 40 cm 距离做测量时，多数人会表现出调节滞后，调节超前并不多见。调节滞后的量与注视距离和注视的时间有关，注视距离越近、注视时间越久，调节滞后的量就越多。有研究表明调节滞后是近视发生的重要诱因。调节反应的检查方法一般有动态检影和 BCC 检查。

6）调节灵敏度检查　调节灵敏度是指调节在不同水平变化时人眼所做出的调节反应的速度，使用翻转拍进行测量。它反映的是眼睛控制调节及放松调节的能力，通过测量 1 min 内眼有效的产生调节与放松调节的次数来反映调节灵敏度的水平。生活场景当中非常需要眼睛经常做出调节与放松调节的过程，比如学生在上课的时候，看黑板就是放松调节的过程，看作业本就是产生调节的过程，这就是调节灵敏度在现实生活中的场景，在远近距离交替注视时，调节灵敏度的水平反映眼睛聚焦注视目标的速度的快慢。

7）调节幅度检查　调节幅度是指注视远点时与注视近点时的屈光力之差，也被称作绝对调节力。它反映了人眼晶状体所能产生的最大调节力水平，是人眼调节力的极限。调节幅度一般与年龄呈负相关，测量方法有移近法和负镜法。

表 3-2　双眼视功能指标正常值汇总

| 检查项目 | | 正常值 | 标准差 |
|---|---|---|---|
| 客观眼位检查 | 远距离(6 m) | 外隐斜 $1^{\triangle}$ | $\pm 2^{\triangle}$ |
| | 近距离(40 cm) | 外隐斜 $3^{\triangle}$ | $\pm 3^{\triangle}$ |
| 主观眼位检查 | 远距离(6 m) | 外隐斜 $1^{\triangle}$ | $\pm 2^{\triangle}$ |
| | 近距离(40 cm) | 外隐斜 $3^{\triangle}$ | $\pm 3^{\triangle}$ |
| 调节检查 | 调节幅度(推进法) | $15-0.25 \times$年龄 | $\pm 2.00$ D |
| | 调节幅度(负镜法) | 比推进法低 2.00 D | |
| | 调节反应(FCC 法) | +0.50 D | $\pm 0.50$ D |
| | 调节反应(检影法) | +0.50 D | $\pm 0.25$ D |
| | 负相对调节(NRA) | +2.00 D | $\pm 0.50$ D |
| | 正相对调节(PRA) | $\geqslant -2.50$ D | $\pm 1.00$ D |
| | 调节灵活度 | 10 cpm | $\pm 5$ cpm |

# 3. 什么样的处方才是足矫处方

近视配镜要足矫,这是目前学术上的主流观点,临床上也是这么做的。但是关于足矫处方,目前我国和国际对配镜时的"足矫"都没有明确的定义。梅颖老师在《视光师门诊笔记》中的观点是非常符合实际配镜情况的。在主观验光流程中有 MPMVA(maximum plus to maximum visual acuity,最正之最佳视力)作为基本的验光原则。该原则指:验光要获得最佳的视力(不是到 1.0 就停止,而是能有多高就多高);在此条件下,选择能达到最佳视力的最正的屈光度。

MPMVA 是我们做主觉验光的原则和过程,旨在找出患者在主观识别视标条件下的眼球的屈光度。而这个结果却未必是适合配镜使用的。在真实的生活场景中,我们一般不会给患者矫正到 1.5 甚至 2.0 的(当然也不是人人都可以矫正到 1.2 以上)。比如:-2.00 D——1.5,-1.75 D——1.0,我们给处方常常是给后者,那这样的处方是"足矫"还是"欠矫"呢?

举例说明:

A 按 MPMVA 原则主觉验光结果是:-2.25 DS——1.5(A 的视力极限是 1.5);配镜给 -2.00 DS——1.0。

B 按 MPMVA 原则主觉验光结果是:-2.50 DS——2.0(B 的视力极限是 2.0);配镜给 -2.00 DS——1.0。

C 按 MPMVA 原则主觉验光结果是:-2.00 DS——1.0(C 的视力极限是——1.0);配镜给 -2.00 DS。

那 A 和 B 的配镜情况是否算欠矫正呢?

在这里,我们需要区分两个概念,就是验光处方和配镜处方,验光处方的"足矫""欠矫"和配镜处方中的"足矫""欠矫"是不同的。验光处方是指通过光学矫正获得最佳矫正视力,反映眼的屈光状态与视力极限。配镜处方是指综合分析个体情况,通过光学矫正获得符合个体需求的能看得清晰、舒适、持久的处方,重在清晰度与舒适度的体验结合。验光处方和配镜处方不一定相同。因此我们提足矫和欠矫定义的时候还需要说明是验光处方还是配镜处方。

我们对验光处方足矫和欠矫的理解:

验光处方的足矫是"MPMVA""原则,即"最正镜之最佳视力"。

验光处方欠矫:达不到足矫,即为欠矫,欠矫量为矫正量与足矫处方的差异。

我们对配镜处方足矫和欠矫的理解:

配镜处方的足矫:视力矫正到 1.0 时(如无法矫正到 1.0 时,取最佳视力)的最正屈光度。即需要满足两个条件:第一条件,视力标准,最佳矫正视力 1.0 及以上时,取 1.0,最佳矫正视力 1.0 以下时取最佳矫正视力;第二条件,屈光度标准,在视力标准下的最正屈光度。

配镜处方欠矫:达不到足矫,即为欠矫,欠矫量为配镜处方与配镜足矫处方的差异。

# 4.如何看验光处方

一份验光单上可能会有两个或者更多的处方,比如验光处方和配镜处方,验光处方又有散瞳处方、小瞳处方,对于普通患者来说,验光处方和配镜处方是比较有直接意义的。验光处方是患者眼睛屈光状态的一个测量结果,但它不一定就是最佳的配镜处方。验光处方主要根据戴镜后视物清晰度确定的处方,仅满足视物清晰。而配镜处方,是依靠视光师长期积累的经验以及丰富的视光知识,根据患者的眼部健康状况、屈光及视功能检查结果,结合患者的用眼需求而开具的个性化处方,以达到视物清晰、舒适、持久的目的。

无论是哪种处方,都会有一些最基本的要素,包括眼别、球镜度、柱镜度、柱镜轴向、瞳距、瞳高、视力、下加光、棱镜度等,这些要素往往用特定的符号表示,常见的符号如下。

R:表示右眼,也用 OD 表示。

L:表示左眼,也用 OD 表示,双眼用 OU 表示。

S:表示球镜的度数,"-"号表示负球镜,用于矫正近视,"+"号表示正球镜,用于矫正远视或老花眼。

C:表示柱镜,用于矫正散光,一般使用负柱镜,故多见"-"号。

AX:简写为 X,表示柱镜的轴向,也常被读作"乘"。

PD:表示瞳距,是制作眼镜的重要参数。

PH:表示瞳高,即镜片光学中心到镜架最下缘的垂直高度,是制作眼镜的重要参数。

VA:表示视力,即配戴前面处方的眼镜,可以获得的视力。

ADD:下加光,多见于老花眼处方,对于调节功能不好的小朋友,也会给下加光处方。

P:棱镜度,用于矫正眼位,多见于有斜视的小朋友。

D:屈光度,用于表示屈光度的计量单位,平时说的近视 100 D 就等于−1.00 D。

我们以以下处方为例子:

R:−1.50 DS−0.75 DC   AX   180   VA   1.0

L:−1.00 DS−0.50 DC   AX   175   VA   1.0

PD:64

这是一个常见的简单的配镜处方,如果用语言表达出来就是:右眼近视 150 度,散光 75 度,散光轴向 180,矫正视力 1.0;左眼近视 100 度,散光 50 度,轴向 175,矫正视力 1.0;双眼瞳距为 64 mm,工作中,为了提高书写的效率,常常将以上处方简写为:

R:−1.50   −0.75   AX   180   VA   1.0

L:−1.00   −0.50   AX   175   VA   1.0

PD:64

## 5. 多区正向光学离焦技术镜片的定配技术有哪些

这里所说的眼镜定配技术,不单单是眼镜片的裁型与安装技术,还包括患者眼镜架的调校与眼镜片定配位置确定的步骤。经过我们对检查结果的分析之后,确定患者应该配什么样的镜片,然后就是选择合适镜框并进行配适测量,配适是为了让儿童及青少年在配眼镜时,瞳孔中心与镜片的远用基准点相匹配,镜框的倾斜角、面弯角、镜眼距与配戴着的脸型与习惯相匹配,从而可以获得预期的视觉效果,也能让近视管理产品更好地发挥作用。

由于儿童还处在发育期,面部特征发育还不完全,所以其眼镜配适和成人有所不同,为了更好地配适,在儿童选框的时候要注意以下三点。

1)材料与外观 镜框建议选择质量轻,不含可能引起过敏、致癌、诱导有机体突变或有毒的材质,镜框表面应光滑、无毛疵和凸点、无明显划痕、边缘圆润、鼻托及镜腿可调、稳定性好,符合相应的国标要求。

2)尺寸与大小 应选择框型及尺寸均与配戴者脸型匹配的镜框,镜架几何中心距与配戴者双眼瞳距相差在 6 mm 以内最佳,镜框不宜过大,否则会因较重容易下滑,导致配戴者无法正确使用光学中心视物。

3)与镜片尺寸匹配 对于某些特殊类型镜片如高度数镜片直径相比常规镜片偏小,因此在选框时需注意计算镜片直径,确保镜片能够上框。

选择大小合适的镜框,将大大减少视光师对镜架调校的工作量。视光师要根据患者的脸部特征对镜架进行调教,以符合患者的面部特征,确保戴的舒服、看着美观。并保证镜架的主要参数镜眼距、前倾角、镜面角符合多区正向光学离焦技术镜片的装配要求。

1)镜眼距 镜片的后顶点与角膜前顶点间的距离,一般为10 ~ 15 mm,其中以 12 mm 较为常见(图 3-1)。

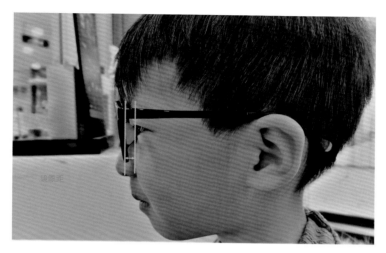

图 3-1　镜、眼距测量

2）前倾角　镜圈平面与水平面的垂线之间的夹角，一般 8°~ 15°（图 3-2）。

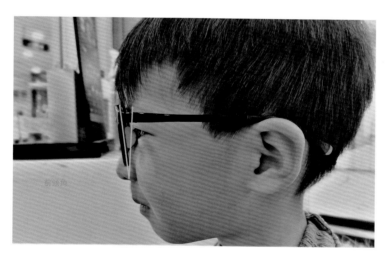

图 3-2　前倾角测量

3）面弯角　指镜片平面与水平线之间的夹角，一般为 0°~5°。

镜架在患者脸上的配适问题及主要的配置参数已经解决，接下来就是要对镜片进行裁型。目前多区正向光学离焦技术镜片主要采用 PC 材料制作，在加工的时候加工师要注意选择正确的材料模式对镜片进行加工，以免造成镜片的损伤或报废。PC 材料镜片表面硬度比较欠佳，容易划伤，在加工的时候要做好表面防护工作。对加工好的眼镜一定要进行质量检测，要在焦度计上测量加工好眼镜的各项参数，并与处方进行对比，确保误差在国标允许范围之内。

## 6. 多区正向光学离焦技术镜片的使用指导有哪些

多区正向光学离焦技术镜片属于具有近视管理功能的特殊镜片，所以交付给顾客的眼镜在顾客配戴的时候需要进行特殊的指导。我们除了要评估患者的配戴位置、配戴方式、用眼习惯之外，还要对顾客的日常使用及复查约定做具体的指导与要求。

让患者带上装配好的眼镜，首先检查镜架与脸部的配适情况是否与原先调校的结果相同，然后再询问鼻托、镜腿耳钩处有无明显的不舒适，直到调校配适良好为止。顾客能够良好配戴完之后，我们要进一步确定瞳距、瞳高是否和我们定配时测量的参数一样，和对配适要求比较高的功能性镜片一样确定，具体做法是患者与视光师面对面坐在配适台两侧，双方视线保持在同一高度，让孩子戴上装好的眼镜，以舒适的姿势向前平视，视光师用之前镜片配适时确定瞳高的方法，评估远用眼位配适点在垂直和水平方向的位置是否与瞳孔中心能够对应上。如果配适没有问题，我们就要评估孩子的远用视力及舒适度，戴上新配好的眼镜，让孩子看视力表，确认戴镜后的视力与当时验光试镜时一致。另外让患者环顾四周，确定视物是否正常、有无明显的

歪曲变形等问题,接着让孩子带着眼镜走动一下,感受动态情况下的视觉效果。远用视力评估完之后,我们来看近视力的情况和舒适度,让孩子带着新眼镜视近物,询问清晰度和舒适度,同时观察孩子视近物的距离和姿势,再次和孩子确认视近物的清晰度和舒适度,叮嘱家长监督孩子日常用眼。

除了配适和用眼情况之外,还要对眼镜的保养进行宣教,比如定期对眼镜进行调校。随着时间的推移,镜片与镜框材料可能会老化或松脱,眼镜的鼻托、固定镜片的尼龙绳拉丝及镜腿的脚套都是消耗品,要进行定期更换,如果眼镜变形或者出现其他异常,要及时与配镜的机构进行联系。如孩子进行剧烈的体育活动,应当注意防护眼镜,避免碰撞,如不慎碰撞发生变形,请及时到配镜的机构进行调校。如果镜片表面有较多的灰尘,在家里用不含酸性或碱性物质的洗洁精和自来水清洗即可,方便的时候到眼镜店进行清洗。

如果患者需要进行视觉训练,视光师还要对视觉训练的具体内容进行指导。让孩子当面做视觉训练的动作,以评判其动作是否规范并进行及时的纠正指导,以确保视觉训练的有效性。关于如何科学使用和保养眼镜,一定对顾客进行详细讲解,告知患者复查时间,让患者按时回店进行复查。

## 7. 多区正向光学离焦技术镜片的适配人群有哪些

经过上面的检查,视光师基本上对孩子的眼部健康状况、发育状况、屈光状况以及视功能的相关状况有了基本的数据,如何在这些眼花缭乱的数据当中,抽丝剥茧判断孩子眼睛的实际状况呢?这就是儿童及青少年近视管理的至关重要的一步,通过检查的数据进行全面分析,根据分析出的结果给出适合的近视管理方案。针对以上的检查结

果在对孩子的情况做诊断时,视光师应该从4个方面做出判断。

1)眼部健康状况的判断 主要用来评估眼外表及眼前节的健康状况,是否存在影响视力的疾病。对于孩子而言,患病的概率一般是比较低的,但不排除先天的一些疾病及外伤性疾病。

2)基于发育水平的判断 这里主要是判断孩子发育是否正常,和相应的年龄比,视力是否正常,是否存在弱视的情况。也包括小朋友正视化的进程速度,远视储备与该年龄段的远视储备水平相当,说明正视化进程正常;如果远视储备低于该年龄段的正常水平,说明正式化进程较快;如果远视储备高于该年龄段的正常水平,说明正视化水平较慢;发育慢的要注意观察,发育适中的要注意维持,发育快的要进行干预。

3)屈光状态的判断 主要和小朋友眼睛的屈光状态相关,也就是我们常说的是否具有近视、远视、散光、屈光参差等屈光问题,建立视觉档案,跟进屈光不正的发展进度,为近视管理方案的制定提供依据。

4)基于视功能检查的判断 屈光状态良好是保证小朋友能够清晰看世界的保障,但舒适、持久地看世界,主要取决于视功能的水平。有关屈光及双眼视功能数据分析的方法有多种,各具特点,各具优缺点,常用的分析方法有标准值对比法、分组分析法和图表法。目前大多数视光师比较常用的方法是标准值对比法和分组分析法。无论使用哪种方法,在进行具体的病例分析之前,先要看一下之前问诊记录的内容,确定患者主诉的症状和检查的结果具有一定的相关性,患者主诉的症状要和检查的结果能够对应起来。视功能的诊断结果有无功能异常。对于无功能异常的患者,可根据屈光检查的结果进行屈光矫正;有功能异常的患者除了要参考屈光检查的结果,还要针对异常的项目制定训练方案。视功能异常的种类主要有调节不足、调节过度、调节失灵、调节不能持久、集合不足、集合过度、假性集合不足、散开不足、散开过度、单纯性外隐斜、单纯性内隐斜、融像性聚散功能障

碍等,针对不同的异常类型,视光师需要制定不同的方案。

综合以上的判断,在下处方的时候假如眼表健康出现问题,那目前的首要任务可能是消除不健康因素的影响,配镜是暂缓的;如果有弱视情况的存在,对弱视进行训练是放在首位的,根据训练的需求来选择合适的镜片;假如仅用单光镜片来矫正,仅仅是矫正了屈光不正,并不能起到近视管理的作用,那么到底用哪种近视管理的镜片呢? 视光师可能还是要结合着视功能的相关检查结果来做一些综合分析,比如需要正镜附加的肯定是不适合验配多区正向光学离焦技术镜片的,还有一些需要附加棱镜的,如果棱镜度超出了多区正向光学离焦技术镜片的设计范围也是不可以验配的,其他情况没有什么特别的参数要求都是可以验配多区正向光学离焦技术镜片的。除了正确验配功能镜片之外,还要附加一些针对性的视功能训练,这些功能训练不仅可以帮助缓解当下的视觉症状,而且有助于视觉功能异常的修复。

表3-3　多区正向光学离焦技术镜片适配人群

| 判断类别 | 判断结果 | 处理建议 | 是否适合多区正向光学离焦技术镜片 | 训练项目 |
|---|---|---|---|---|
| 眼表健康判断 | 健康 | 不影响配镜 | 是 | — |
| | 不健康 | 以治疗不健康项目为优先 | 暂不配镜 | — |
| 眼发育水平判断 | 弱视 | 以弱视治疗为优先 | 具体分析 | 以提升视力为主的训练 以解除抑制为主的训练 以视功能重建为主的训练 |
| | 正视化快 | 干预 | 是 | — |
| | 正视化适中 | 维持 | 是 | — |
| | 正视化慢 | 观察 | — | |

续表 3-3

| 判断类别 | 判断结果 | 处理建议 | 是否适合多区正向光学离焦技术镜片 | 训练项目 |
|---|---|---|---|---|
| 屈光状态判断 | 正视 | 维持 | 是 | — |
| | 远视 | 视力正常的生理性远视，观察为主；影响视力、造成视疲劳的远视要矫正 | 否 | — |
| | 远视+散光 | 屈光矫正 | 否 | — |
| | 近视 | 屈光矫正 | 是 | — |
| | 近视+散光 | 屈光矫正 | 是 | — |
| | 散光 | 屈光矫正 | 是 | — |
| | 屈光参差 | 屈光矫正 | 近视管理效果可能双眼存在差异 | 以提升融像能力为主的训练 |
| 视功能判断 | 无视功能异常 | | 是 | — |
| | 调节不足 | 正镜附加调节功能训练 | 否 | 推进训练 远近字母表 |
| | 调节过度 | 视觉训练及使用药物解除睫状肌痉挛 | 是 | 正镜阅读训练 镜片排序训练 |
| | 调节失灵 | 视觉训练 | 是 | 远近字母表 翻转拍训练 |
| | 调节不能持久 | 视觉训练 | 是 | 远近字母表 镜片排序 |
| | 集合不足 | 首选视觉训练 棱镜附加 | 是 | 聚散球 红绿可变矢量图 红绿固定矢量图 裂隙尺 |

续表 3-3

| 判断类别 | 判断结果 | 处理建议 | 是否适合多区正向光学离焦技术镜片 | 训练项目 |
|---|---|---|---|---|
| 视功能判断 | 集合过度 | 正镜附加<br>视觉训练<br>棱镜附加 | 否 | BVT 立体镜子<br>红绿可变矢量图<br>红绿固定矢量图<br>裂隙尺 |
| | 散开不足 | 首选方法为 BO<br>棱镜视觉训练 | 较大棱镜附加<br>不适合 | BVT 立体镜子<br>红绿可变矢量图<br>红绿固定矢量图<br>裂隙尺 |
| | 散开过度 | 视觉训练 | 是 | BVT 立体镜子<br>红绿可变矢量图<br>红绿固定矢量图<br>裂隙尺 |
| | 单纯性外隐斜 | 视觉训练<br>棱镜附加 | 较大棱镜附加<br>不适合 | 远近字母表<br>聚散球<br>裂隙尺<br>BVT 实体镜 |
| | 单纯性内隐斜 | 视觉训练<br>棱镜附加 | 较大棱镜附加<br>不适合 | BVT 立体镜子<br>红绿可变矢量图<br>红绿固定矢量图<br>裂隙尺 |
| | 融像性聚散减低 | 应通过视觉训练改进融像性聚散功能 | 是 | BVT 立体镜子<br>红绿可变矢量图<br>聚散球<br>裂隙尺 |
| | 假性集合不足 | 视觉训练 | 是 | 远近字母表<br>聚散球<br>裂隙尺<br>BVT 实体镜 |

# 第四部分

# 近视管理有效行为习惯塑造

## 1. 什么是良好的读写姿势

　　良好的读写姿势,不光在近视管理中起到重要的作用,也塑造了孩子的良好身材,那良好的读写姿势都包括哪些要素呢?

　　1)与孩子身高相匹配的桌椅高度,书桌的高度以达到上腹部附近为宜(图4-1)。

　　2)端正的读写坐姿,读书写字时眼睛和书本的距离在1尺左右,胸前与桌子的距离在1拳左右,握笔的手指与笔尖的距离在1寸左右,儿童期手比较小,家长应监督,尽量远(图4-2和图4-3)。

　　3)写字时执笔角度要合适,用铅笔或圆珠笔写字时,笔杆与纸面的角度在45°左右,笔尖朝向左前方,写字不要过小过密(图4-4和图4-5)。

　　4)两只胳膊与身体呈三角形,前臂置于书桌上,能对身体有一定的支撑作用,防止久坐之后驼背、低头(图4-6～图4-8)。

　　5)不歪头或躺着看书、写字,不走路看书,不在行驶的汽车上看书,在这种环境下看书不清楚,易增加调节负担而产生近视。

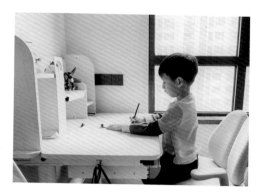

图4-1 正确坐姿

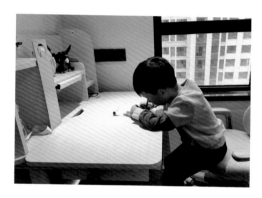

图4-2 错误坐姿举例一

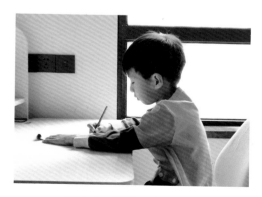

图4-3 错误坐姿举例二

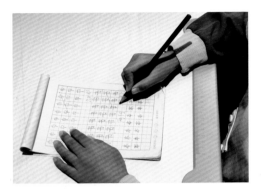

图 4-4　正确握笔

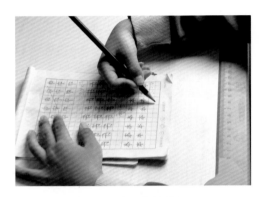

图 4-5　错误握笔举例一

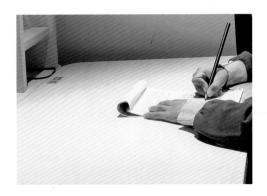

图 4-6　错误握笔举例二

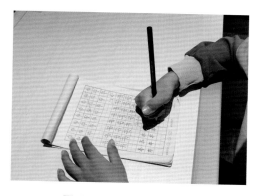

图4-7　错误握笔举例三

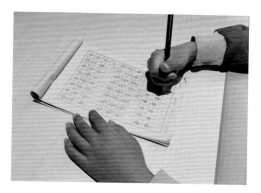

图4-8　错误握笔举例四

## 2. 好的用眼习惯是什么

国家卫生健康委员会公布的《儿童及青少年近视管理适宜技术指南》建议如下。

1）积极关注自身视力异常迹象，例如当出现看不清黑板上的文字、眼睛经常干涩、经常揉眼等症状时，及时告知家长和教师视力变化情况。可交替闭上一只眼睛进行自测，以便发现单眼视力不良。

2）认真规范做眼保健操，做操时注意力集中，闭眼，认真、正确地按揉穴位等,以感觉到酸胀为度。

3)保持正确的读写姿势,"一拳一尺一寸";不在走路、吃饭、卧床、晃动的车厢内、光线暗弱或阳光直射等情况下看书或使用电子产品。

4)读写连续用眼时间不宜超过 40 min,每 40 min 左右要休息10 min,可远眺或做眼保健操等。

5)控制使用电子产品时间。课余时间使用电子产品学习 30~40 min 后,应休息远眺放松 10 min。非学习目的使用电子产品每次不超过 15 min。

6)积极培养"每个人都是自身健康第一责任人"的意识,主动掌握眼健康知识和技能,培养良好的用眼卫生习惯,建立爱眼、护眼行为。

## 3. 为什么不要躺着看书

1)人躺下后,身体与支持面(如沙发)的接触面积增大,压强变小,人体处于一种舒适的状态中,于是神经中枢就会使人感到困倦,以促使大脑和身体得到休息(睡觉)。此时人的大脑比较迟钝,记忆力大幅下降,十分不利于学习。

2)躺着看书看报时,书和眼睛很难保持合适的距离,往往一会儿近、一会儿远,使得晶状体必须不断地进行调节,容易引起视疲劳。

3)由于躺着看书,很难保证视线与书本平面垂直,为了看清楚一行文字,需要晶状体进行频繁调节,容易引起视疲劳。

4)躺着看书时眼睛容易充血,加上平躺时光线不理想,时间一长眼睛就比较累,也容易产生近视。

5)躺着看书时,受体位和头位的影响,容易导致一只眼的视线被遮挡,破坏正常的融像功能,久而久之,易引起视功能的障碍。

6）躺着看书，多为侧躺，不当的头位，会对一侧眼球施加额外的压力，导致散光的发生和加剧。

所以，在看书看报时，应该注意姿势，不仅要光线充足，而且要让眼睛与书保持适当的距离，不要躺着看书。

## 4. 为什么要坚持户外活动

身体素质的好坏，对视力也是有一定影响的。青少年处于身体发育的关键时期，身体各器官变化比较大。在此期间，如果没有足够的睡眠、合理的营养、适当的体育锻炼及广阔的视野，预防近视是十分困难的。多参加体育锻炼，增强体质，对预防近视的发生和发展是非常有益的。

无论何种形式或类型的户外活动或体育运动，都能增强心肺功能，改善血液循环，当然，眼睛也会得到更多的营养，为负担过重的眼睛提供足够的营养支持；有些球类运动，如羽毛球、乒乓球、棒球等对视力的要求比较高，又有快速的远近变化，对眼睛的调节功能、注视能力、追随能力起到了很好的锻炼作用。

一些临床研究发现，在户外沐浴阳光时，大脑会大量分泌多巴胺，而多巴胺可以抑制近视发展，因此在近视管理过程中合理利用多巴胺会起到了积极的作用。

## 5. 为什么看书一段时间之后要休息远眺

人眼就像一个高级照相机，无论看远看近，可以自动对焦，这个可以自动对焦的镜头叫作晶状体，如图4-9所示，看远的时候晶状体扁平,屈光力变小;看近的时候,晶状体就会变的凸起来,屈光力变大,以使不同距离的物体都能被看清楚,晶状体这种靠改变自身形状而改变屈光力的过程叫作调节,正是因为晶状体的这个特性的存在,才使得我们看远、看近都清楚。

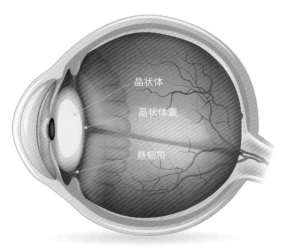

图 4-9　晶状体

　　那调节功能是如何实现的呢? 原来晶状体这个透明的镜头是装在袋子里的,医学上称为晶状体囊袋。这个袋子周边一圈由晶状体的悬韧带一端拉着,另一端连接着我们的睫状肌,通过睫状肌的收缩舒张,从而起到韧带的放松与拉紧。视远时,悬韧带拉紧我们的晶状体呈扁平状;视近时,悬韧带放松,晶状体呈圆凸状。

　　如果我们长时间看近,我们的睫状肌就一直处于收缩的状态,以保证晶状体有足够的屈光力,时间久了睫状肌就会痉挛,并且在短时间内不能放松,晶状体不能变扁平,表现出来的就是看远不清楚,这些症状和近视相似,所以又叫假性近视,需要远眺来放松睫状肌,以消除症状。所以,看近一段时间之后,要远眺几分钟,让睫状肌得到适当的休息,以缓解视疲劳和近视的发生。

## 6. 孩子学习压力大、课业负担重，如何避免近视

　　根据现有的观察，研究人员发现睡眠不足、户外活动减少、近距离用眼负荷过大、近距离用眼时间过长、远视性离焦等是引起近视以及近视度数增长的主要诱因。那么我们平时应该怎样做能够避免孩子近视或近视度数增长过快呢？

　　1）20-20-20 法则：每持续看近 20 min，需要抬头看 6 m 以外的细小物体 20 s，从而打破持续看近，缓解眼睛的疲劳状态，避免近视风险因持续看近而叠加。

　　2）充足的睡眠：避免熬夜打游戏、熬夜刷抖音等熬夜行为，保证充足睡眠，提升自己的身体素质。

　　3）户外活动：根据众多的文献资料、临床研究，研究人员发现每周保证 14 h、每天保证 2 h 的户外活动能够有效减少近视的风险。

　　4）远眺：当我们看远处的物体的时候，眼睛的调节力、集合等都会被充分放松，能够最大限度地放松眼睛，从而避免视觉疲劳，预防近视和近视加深。

　　5）阅读专用眼镜：阅读专用眼镜是指通过在看近处的时候加上基底朝内的棱镜和下加光度（也就是一定的正度数），从而放松眼睛，缓解眼睛的阅读疲劳。该类型的阅读专用眼镜又称为"双光棱镜"眼镜，在控制近视度数增长上面也有一定的效果。

## 7. 户外活动能够预防近视吗

　　目前近视预防、近视干预的主要方法中，户外活动是公认的效果

最好的近视管理的方法,也是最容易实现的近视管理方法。

户外活动时,我们看近的时间大幅度减少、看远的时间大幅度增加,注视距离也在增加。在户外的环境中,我们注视距离在增加,眼睛的调节、聚散能力都得到了充分的放松,同时眼内肌、眼外肌都得到了充分的放松,故而对近视的发生和发展都起到了抑制作用,能够预防和控制近视度数。

但是我们应该怎么样安排户外活动时间呢?户外运动和近距离工作对近视的影响并不是简单的累加作用,我们需要每天平均 2 h 左右、每周累积 14 h 的户外运动。在单位时间、总时间上户外活动时长都合适,近视管理效果才会更佳。

## 8. 晚上关了灯玩手机是不是更加伤害眼睛

数码生活时代,很多现代人都有一个习惯,那就是睡觉之前关了灯玩手机。殊不知躺在床上关了灯玩手机是非常伤害眼睛的一种习惯。这种习惯对于眼睛的伤害主要体现在 3 个方面。

1)关灯之后,环境亮度降低,眼睛瞳孔散大,屏幕辐射的有害光线更多地进入眼睛,对眼底的伤害更大;由于环境亮度和屏幕亮度对比较大,眼睛也会更容易疲劳;手机屏幕辐射的光线也会影响我们的生物钟,影响我们身体的昼夜节律。所以晚上失眠时,玩手机会越玩越清醒,而看书则不然。

2)晚上躺在床上玩手机时,屏幕距离眼睛更近。在我们用眼时,看近距离越近,调节负担和集合负担也就越大。当调节负担和集合负担加大的时候,眼睛的眼内肌和眼外肌也会处于紧张状态,非常容易引起视觉疲劳。

3)由于晚上关灯玩手机时的身体姿势、头部姿势,以及瞳孔散大现象,会导致眼睛小梁网受影响,进而影响眼压,导致眼压升高,这会进一步加剧眼部不适。让我们关爱眼睛,远离晚上关灯玩手机的习惯。

## 9. 家庭如何参与近视管理工作

近视管理绝非孩子个人的事情,父母和监护人也要了解科学用眼、护眼知识,以身作则,强化户外活动和体育锻炼;培养和督促儿童及青少年养成良好的用眼习惯,同时为孩子营造良好的用眼环境与条件。家庭保护眼睛小技巧如下。

1)督促孩子保持正确的读写姿势,做到"一拳一尺一寸";不躺卧看书,不在走路、吃饭时等情况下看书或使用电子产品。

2)家长陪伴孩子时尽量减少使用电子产品,孩子在使用电子产品时,注意控制注视距离与时长。

3)家长设定明确规则,有意识地控制孩子特别是学龄前儿童使用电子产品,积极选择替代性活动取代视屏时间,如做游戏和户外活动,特别是日间户外活动。

4)家长掌握科学用眼护眼知识并引导儿童科学用眼护眼。

5)配合学校和政府部门切实减轻孩子过重作业负担和校外培训负担。

6)提供良好的家庭室内照明与采光环境。定期调整书桌椅高度,使其适合孩子身高的变化。

7)不在孩子卧室摆放电视。

8)保障孩子睡眠时间。

9)鼓励采购和使用获得认证的眼视光产品及验光配镜服务。

10)使儿童及青少年每天接触户外自然光的时间达 60 min 以上。对于已患近视的儿童及青少年,应进一步增加户外活动时间,延缓近视发展。并鼓励支持儿童及青少年参加各种形式的体育活动,督促其认真完成寒暑假体育作业,掌握1~2项体育运动技能,引导其养成终身锻炼的习惯。

## 10.学习桌放置在什么位置对近视管理的效果更好

近距离用眼时间过长、姿势不良等都是引起近视度数增长的主要诱因。为了能够让儿童及青少年更好地放松眼睛,方便儿童及青少年远眺,课桌在家庭中的摆放位置应该遵循以下原则(图4-10)。

1)光线　需要有充足的照明,保证桌面光照照度在500 lx以上。

2)方便远眺放松　儿童及青少年预防近视的方法当中,其中非常有效的放松眼睛的方法是20-20-20法则。所谓20-20-20法则,指的是在持续看近20 min以后必须抬头看6 m外的物体20 s以上,才能够有效放松眼睛。

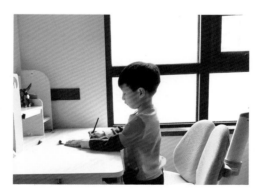

图4-10　标准坐姿示例

3)桌子前方尽量要空旷　在儿童及青少年阅读时间较长时,会出现视觉疲劳现象,此时眼睛的调节力、集合都处于紧张状态,需要通过看远等方法放松。当书桌前有物体(比如书桌面对着墙壁)的时候,眼睛无法随时方便地远眺放松,疲劳累积,会加剧近视风险。

4）空气流通　空气流通对于身体健康较为有益,而整体身体素质差的孩子也更容易近视。

5）干净整洁　干净整洁的环境对于孩子的精神卫生大有裨益,心情愉悦的环境既能有助于学习,也有助于大脑分泌多巴胺。

## 11. 什么习惯会导致近视的过快发生

用眼姿势不良、用眼过度、眼睛放松不足、过早使用手机等不良习惯可以导致近视的快速发生。

1）用眼姿势不良可能会导致近视。错误的坐姿,躺着、趴着看东西,都会使眼睛不知不觉离东西太近,长期近距离用眼会增加眼睛的负担,进而产生较大的调节滞后,产生远视性离焦,诱导眼轴的增长。

2）用眼过度可能会导致近视。长时间用手机、玩电脑等近距离用眼都容易用眼过度,眼睛一眨不眨地盯着电子屏幕,睫状肌就会一直收缩,无法放松,容易近视。

3）眼睛放松不足可能会导致近视。熬夜玩游戏,加大用眼量,又没有经常户外活动,很少眺望远方,眼睛得不到充足的休息,睫状肌就会一直收缩,无法放松,容易近视。

4）过早地使用手机,由于孩子的胳膊短小,注视距离一般都非常近,加之手机内容的趣味性,非常容易导致孩子长时间近距离注视,诱导近视的过早发生或过快增长。

## 12. 为什么要建立屈光发育档案

屈光发育档案是指定期(每 3 个月到半年)对儿童的裸眼视力、戴镜矫正视力、睫状肌麻痹验光、眼轴、角膜曲率、眼压、身高等眼球和身体发育相关指标做检查并记录结果形成的连续性的档案记录。每次检查结果可与同龄儿童正常值对比,当相关的检查指标异常,向近视化发展时,能及时发出"预警",以引起家长重视采取措施,避免或延后近视的发生;对已近视的儿童则采取措施减缓近视发展,避免发展为高度近视。建立屈光发育档案的意义如下。

1)家长可以了解到儿童眼球屈光发育的现状和进程。

2)能有效预警近视的发生、发展。

3)视光师可以依据屈光发育档案资料提出有意义的近视管理方法和手段。

4)学校可以了解到学生们的整体近视患病率、发病率、近视进展率情况。

5)视光师和科研工作者可以研究近视发生发展的流行病学"大数据"。

所以,屈光发育档案是近视进展监测的有效工具,是预防近视的重要手段,现在全国很多机构都开始建立屈光发育档案了。

## 13. 如何正确使用和保养镜片

目前的眼镜片多是树脂材料,轻盈、美观,但表面硬度都不及玻璃,日常要科学保养,避免镜片表面过快磨损。不要用镜布或纸巾干擦,更不能用衣角干擦,这样都会加速镜片的划伤,正确的做法是到附近的眼镜店里清洗,如果不方便到店里,那就在家用洗洁精和清水清洗,洗后用干净的纸巾将水吸干就可以了;晚上睡觉时,用镜布将镜片包裹放到镜盒里面,存放到安全的地方,以防压到。有些功能性镜片,除具有矫正视力的功能,还具有近视管理效果,对眼镜的配戴位置有比较高的要求,除了要求配戴美观和舒适外,还要求瞳孔能对准镜片上的光学区域,这些需要专业的视光师来帮助完成,所以要经常到店里复查保养。

## 14.眼睛近视了一定要戴眼镜吗

眼睛近视之后是不是需要戴眼镜,要根据年龄、症状、近视性质等具体情况来定。根据《儿童及青少年屈光矫正专家共识》中所讲,是否戴镜需要分为以下不同的情况。

1)一般学龄前的儿童首次近视,度数≤0.75 D,但是没有任何症状,比如没有出现眯眼看东西、皱眉看东西、视物模糊、看不清黑板、歪头、移近等症状,舒适度良好,可以暂时不配镜,3~6个月随访复查,观察情况;但是一旦出现近视症状,无论近视程度如何,都需要进行近视矫正,也就是需要戴合适的眼镜。

2)学龄前儿童经过全面检查之后,近视度数≥1.00 D的时候,都需要进行屈光矫正,也就是都需要戴眼镜。

3)学龄期以及年龄更大的儿童及青少年出现近视,且对于视力下降较敏感且有症状的儿童,任何度数的近视屈光不正均需矫正,也就是都需要戴眼镜。

4)根据专家经验与临床观察,近视度数≥1.00 D的近视患者都需矫正,也就是都需要戴眼镜。

5)间歇性外斜视或者有较大外隐斜的近视屈光不正儿童应予全天光学足矫。也就是出现视功能异常的,都需要戴镜足矫,保证良好的双眼视觉。

6)随访复查:一般每6个月随访复查,如果本次随访检查结果较上次检查结果的度数改变≥0.50 D,就需要新的处方。但如果度数只改变0.25 D,矫正后视力即可明显提高者,也应给予新处方。

# 第五部分

# 近视管理易被忽视的问题

## 1. 近视管理有哪些手段

近视管理的手段目前是比较多的,概括起来有如下几类。

1)配框架眼镜,包括周边离焦、多点近视离焦、渐进多焦点、棱透镜等光学眼镜。

2)配角膜接触镜,包括软性离焦隐形、角膜塑形镜等。

3)视觉训练,通过对调节和集合功能的训练,来增加眼的功能,延缓近视。

4)光学干预,比如哺光仪。

5)药物干预,比如低浓度的阿托品。

6)良好行为习惯的塑造,多做户外运动、科学的用眼习惯、合理的用眼负担等。

## 2. 保护眼睛 20-20-20 法则是什么

20-20-20 法则是放松眼睛非常好的方法,但是在使用法则放松眼睛时,也有一些注意事项如下。

1)每次持续看近时间超过 20 min 后,就要盯住远 6 m 外的小的注视物 20 s。

2)在盯住 6 m 外的小注视物的时候,要努力瞪视以保证清晰。

3)远眺这件事情需要长期坚持,当你看近处过多引起看远不清的症状的时候都可以进行。

4)远眺的时候要注意单眼远眺和双眼远眺同时交替进行,避免双眼视异常导致单眼近视度数增长。

将远眺作为一种习惯性的行为,对于预防近视、减缓近视度数的加深是有非常好的效果。

## 3. 眼镜度数配低一点是不是更好

目前,主流的学术观点都是支持近视足矫的,但是什么是足矫,我国和国际对配镜时的足矫都没有明确的定义。而在主观验光流程中有 MPMVA(maximum plus to maximum visual acuity,最正之最佳视力)作为基本的验光原则。该原则指:验光要获得最佳的视力(不是到 1.0 就停止,而是到不能再高为止);选择能达到最佳视力的最正的屈光度,这里的最佳视力不一定是 1.0,可能是 1.5,也可能是 2.0,每个人都不一样。

验光处方是指通过光学矫正获得最佳矫正视力,反映眼的屈光状态。配镜处方是指综合分析个体情况,通过光学矫正获得符合个体需求的,能看得舒适、持久的处方,重在对处方的舒适度与清晰度的体验。验光处方和配镜处方不一定相同。配镜处方中的"足矫""欠矫"和验光处方的"足矫""欠矫"是不同的。因此我们提足矫和欠矫定义的时候还需要说明是验光处方还是配镜处方。

我们对验光处方足矫的理解:验光处方的足矫是"MPMVA"原则,即"最正镜之最佳视力"。

我们对配镜处方足矫的理解是视力矫正到1.0时(如无法矫正到1.0时,取最佳视力)的最正屈光度。即需要满足两个条件:第一条件,视力标准,最佳矫正视力1.0及以上时,取1.0,最佳矫正视力1.0以下时取最佳矫正视力;第二条件,屈光度标准,在视力标准下的最正屈光度。

综上所述,在配眼镜时,视力应该是足矫,不是度数越低越好。

# 4. 什么是远视储备

远视储备是最近几年在近视管理板块比较热的一个词。正视化过程中的远视为生理性远视,是一种"远视储备",可理解为眼球发育的可正视化空间或者理解为"对抗"发展为近视的"缓冲区"。远视储备量不足指裸眼视力正常,散瞳验光后屈光状态虽未达到近视标准但远视度数低于相应年龄段生理值范围。如4~5岁的儿童生理屈光度为1.50~2.00 D远视,则有1.50~2.00 D的远视储备量,如果此年龄段儿童的生理屈光度只有5.0 D远视,意味着其正视化速度太快,远视储备量消耗过多,有可能过度正视化将远视转化为近视。

新生儿刚出生的时候眼球比较小,这个时候外界的平行光聚集在视网膜后方,在视网膜上形成的影像是模糊的,这个时候眼球的屈光状态处于远视状态,正常情况下,随着年龄的增加,婴幼儿、儿童及青少年的眼球逐渐变大、眼轴逐渐变长,外界的平行光慢慢地聚焦在视

网膜上,这个时候眼球才会表现为正视状态,在这之前,由于婴幼儿、儿童及青少年的眼球尚未达到成人大小,所以表现为远视状态,这种远视就称为生理性远视储备。12 岁之前的儿童及青少年都有一定的远视储备,远视储备随着年龄增长而减少,直至变成零。也有人在远视储备还没有完全用尽之前就停止了正视化的进程,近而表现为轻度的远视眼。正常的儿童及青少年在眼球大小发育完善之前,一般都表现为远视,也就是都有一定的远视储备。如果当儿童及青少年的远视储备在眼球发育停止之前就已经消耗完,他们就容易发展成为近视。

## 5. 光线不足会不会造成近视度数增长

有人将照明条件差说成是引起眼睛近视的主要原因,其实是不完全正确的。光线不足只是使瞳孔散大,人眼如同一只自动调节的照相机,自动调节的照相机要随光线强弱来改变光圈,而不会因光线的强弱引起近视眼(因为近视眼主要是眼球变长所致)。相反,过分充足的光线有可能诱发近视。光的强度只要在阅读距离内能毫不费力地看清字就行,而且光的亮差频率越小越好。大脑能把闪光的频率在 60 Hz(赫兹,为频率单位,1 s 振动 1 次为 1 Hz)以上的光源看为连续稳定的光,日光灯发出的 100 Hz 频率的光就足够了,也没有必要追求更高频率的光了,但应注意的是日光灯老化后易闪光,干扰视觉,需及时更换。乳白灯泡产生反射性弥散光,其实就是好的光源。

## 6. 小朋友什么时候就必须配眼镜了

一般家长是不希望孩子早早就戴上眼镜的,一是不相信自己孩子

已经近视了,更多的是抱有侥幸心理,认为自己孩子是假性近视,有恢复的可能;二是对戴眼镜这个事有误解,认为眼镜不能戴,越戴度数越高,最终离不开眼镜。这些侥幸心理和一些误解,往往导致了更坏的结果。作为家长,要注意观察孩子的行为,判断视力的发育情况,因为不管是屈光问题还是其他问题导致的视力异常,最后都会表现在行为的异常上。家长要注意观察孩子的行为。如果孩子出现下列情况,就建议到视光机构进行检查。

1)孩子最近看电视总是不自觉地离电视很近且有异常的眼部表现。

2)家长遮住孩子一只眼,孩子表现出烦躁甚至哭闹,表示孩子单眼视力可能存在问题。

3)孩子看远处东西出现频繁的眨眼、眯眼,甚至使劲挤眼睛、揉眼睛等,可能是孩子眼部痒、干,也可能是看不清。

4)孩子看东西时出现歪头、昂头、斜眼等情况,不一定是斜视,可能是视力下降导致。

5)孩子到了学习的年龄,不爱看书,排斥阅读写字,可能与双眼视功能问题有关。

6)和相同年龄段的孩子对比,会有一些异常,如不敢快跑、频繁撞倒小物品等行为。

## 7. 玩积木拼砌玩具会不会导致近视

小朋友玩手机会导致近视的发生和发展,这个目前是大家的共识,那小朋友玩积木拼砌玩具会不会导致近视的发生和发展呢?积木拼砌玩具作为儿童喜爱的玩具之一,以丰富的颜色、简单的结构模块,可随意发挥想象的空间,靠小朋友自己动手动脑,可以拼出变化无穷

的造型,令人爱不释手,陪伴很多小朋友度过了愉快的童年。这么好的玩具会导致近视吗？这种积木拼砌玩具,是对视力要求比较高的,小朋友经常会拿得很近进行拼砌,有些造型又比较大,比较复杂,可能小朋友要拼砌好几个小时,这种是可以导致近视的发生和发展的,所以家长要注意把握视近时间。

## 8. 小孩子近视可以不戴眼镜吗

要不要戴眼镜和度数的高低没有直接的关系,要不要戴眼镜主要看度数对视力的影响以及对视力的需求,如果已经影响到生活学习,建议马上配镜;如果孩子已经出现了症状,比如眯眼、探头,无论度数多少,都要马上配镜,如不及时矫正,除了影响生活、学习之外,还会导致近视度数的进一步增加。

## 9. 儿童及青少年眼睛发育有哪些特点

人类的视觉发育在生长过程中不停地发展与变化,总体上来讲经历一个由远视到正视化的过程,双眼视觉在出生后几个月开始逐渐增进,发育高峰在1~3岁,也称为"关键期"。3~4岁立体视接近成人水平,并通过反复的视觉锻炼直到5~6岁双眼视觉才逐渐发育成熟和完善。所以一般来说,6~7岁的儿童视力可达1.0,如果5~6岁视力≤0.8,4~5岁视力≤0.6,3~4岁视力<0.6,则属低常视力。低常视力有两种发展方向,一种由低常视力转为正常,不需要经过治疗,在定期随访中视力逐步增进,6~7岁时达到正常水平,这与视力发育相对迟缓有关;另一种是经过散瞳验光后确诊为视力异常,就要听从医师的建

议及时进行治疗训练,通过治疗和训练,大部分孩子视力是可以恢复正常的,所以我们也把 3~10 岁称为"敏感期"。在这两个时期,人眼视觉的发育尚未完全成熟,有很大的可塑性,而且年龄越小可塑性就越大,一旦等到视觉发育成熟后再进行干预就很难逆转了。因此,一切影响视力和双眼视觉发育的不良因素都应在这两个时期内进行纠正,才有可能得到最佳的矫正效果。

儿童及青少年的眼屈光状态在不同年龄段也有不同的特点,整个过程是由远视到正视再到近视动态变化的,且过程不可逆。新生儿处于 +2.00~ +4.00 D 的远视屈光状态,6 个月时远视度数达最大值。之后随着婴幼儿的生长发育,眼球随之增长,眼轴变长,角膜曲率变大,角膜趋于扁平,晶状体的凸度逐渐变小,屈光力也随着各解剖部位的发育相应下降,屈光状态也趋于正视。婴幼儿及儿童的视觉状态和屈光度会随着身体的发育、眼球的发育逐年改变,其一般规律是:5~6 岁屈光度为 0~ +0.50 D 的孩子后期多发展成近视眼;屈光度为 +0.50~ +1.50 D 的孩子多变为正视眼;屈光度为 +1.50 D,尤其 >+2.00 D 的孩子,仍为远视眼,这就是"远视储备"的概念,如果孩子在相应的年龄段没有足够的远视储备,而眼睛的负荷又很重,是非常容易发展为近视的。在幼儿园时期,关注孩子视力发展状况和屈光状态,对于有征兆会过早消耗掉远视储备的孩子应该做到早干预、早预防,不能到孩子上了小学看不清黑板时再进行关注,这时眼睛近视可能已经影响到孩子日常。所以针对儿童及青少年的眼视觉发育的情况,我们应该在家庭和学校进行科普宣传,以引起各方面的重视。

## 10. 什么是近视

近视是在调节放松的状态下,平行于视轴的光线进入眼睛后聚焦在视网膜前方的一种屈光不正。这通常是由眼球前后距离太长、角膜过度弯曲、晶状体屈光度过高或两者共同引起的。结合近视的定义我们可以知道,近视可分为屈光性近视和轴性近视,屈光性近视即眼轴正常的眼睛中角膜和/或晶状体的屈光力过大(图5-1);轴性近视即眼轴相对于角膜和晶状体的屈光力过长(图5-2)或两种情况都存在的组合型近视。

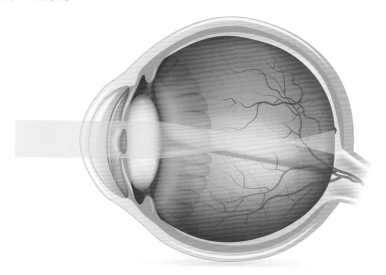

图5-1　屈光性近视

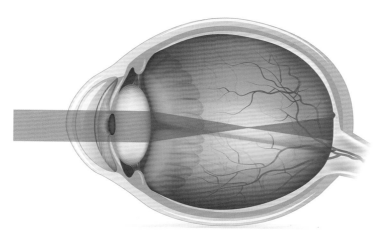

图5-2　轴性近视

## 11. 什么是假性近视

　　假性近视是指由于持续近距离用眼,调节功能异常、睫状肌近反射痉挛,从而出现看远模糊、看近清楚的一种视觉症状。假性近视其实并不是近视,它是眼睛的调节系统异常的一种表现,也叫作调节痉挛。假性近视是近距离用眼强度过大导致睫状肌痉挛、晶状体变厚,从而引起看远模糊的一种情况。假性近视可以通过充分的休息、阿托品、调节训练等方式恢复视力,降低甚至消除近视度数。但是如果出现近视症状、确认为假性近视之后不能够及时处理,后期会因为眼球的器质性改变变成真性近视。

## 12. 如何鉴别真性近视与假性近视

　　真性近视与假性近视,就其症状表现来看,均表现为远视力下降,近视力好,看近清晰、看远模糊,通过症状较难分辨。但是假性近视为功能性,多发生于青少年,视力可在数周或1~2个月下降,适当休息后又可得到不同程度的恢复,而真性近视多为器质性改变。临床上鉴别真假近视的主要手段是使用药物对睫状肌进行麻痹,对比麻痹前后近视度数变化的多少来判断。当出现近视症状,经过睫状肌麻痹验光后,近视度数消失,表现为正视、轻度远视状态,我们称之为假性近视;当出现近视症状,经过睫状肌麻痹验光后,近视度数几乎没有变化,仍表现为近视状态,这种情况我们称之为真性近视。当出现近视症状,经过睫状肌麻痹验光后,表现为轻度近视状态,但是近视度数比睫状肌麻痹前的验光结果低,这种情况我们称之为混合型近视,即既有真性近视、又有假性近视。

## 13. 发现孩子假性近视之后, 应该如何应对以解除假性近视

　　假性近视不是近视, 而是和近视具有相近症状表现, 由睫状肌痉挛引起调节力不能放松的现象。知道假性近视的原因之后, 我们就明白了假性近视该如何去处理——解除睫状肌的痉挛现象, 放松调节力。临床上处理假性近视的方法主要有 4 种。

　　1) 增加户外活动时间、20-20-20 法则　在生活中, 当视光师发现孩子属于假性近视之后, 我们首先应该观察孩子的用眼习惯, 哪些用眼习惯是导致假性近视的根本原因。如果发现孩子是持续看近时间太长、看近距离过近引起的假性近视, 我们应该缩短孩子的持续看近时间, 增加阅读距离, 增加户外活动时间, 遵循 20-20-20 法则。20-20-20 法则: 持续看近 20 min 后, 抬头看 6 m 外的物体 20 s, 从而放松眼的调节力和集合。

　　2) 使用近用阅读眼镜放松调节力　必要时, 假性近视的患者可以在增加户外活动的基础上配合使用阅读镜以解除调节的痉挛, 消除假性近视。阅读镜主要是指在看近处的时候加上一定量的正度数的眼镜, 这样做的目的是放松调节力, 这种镜片主要有渐进多焦点眼镜、双光眼镜、双光棱镜眼镜、单焦点的正镜片等。坚持使用阅读镜能够放松调节力, 缓解假性近视的症状。

　　3) 视功能训练　视功能训练中的调节放松训练是可以通过器械来帮助眼睛放松调节力、解除睫状肌痉挛的。这种训练常用的有反转拍训练等。同时如果时间等条件允许, 在 1) 和 2) 的基础上可以配合进行视觉训练从而缓解调节痉挛症状。调节功能训练不仅可以放松

睫状肌,还可以强化调节幅度等其他的视功能,是一种比较有效的眼睛训练方式。

4)药物方法解除睫状肌痉挛　出现假性近视之后,除了前面讲的3种方法之外,也可以在医生的指导下,使用阿托品等睫状肌麻痹药物解除睫状肌痉挛,从而解除调节痉挛,消除假性近视。但是值得注意的是,阿托品等药物虽然可以快速消除睫状肌痉挛(调节痉挛),在使用的时候也会有一些不适感觉,比如视近物模糊、畏光、眩晕等,这些不适感觉在停药后会慢慢消失。

# 14. 家长如何发现孩子近视

近视的症状大家并不陌生,无论是专业的视光从业人员,还是一般消费者,但这里从两个方面来描述近视的症状,以便帮助更多的家长朋友能在孩子近视早起就发现端倪。近视的自觉症状,就是近视本人可以感受的症状:比如看远模糊、习惯性眯眼、频繁眨眼、歪头、视疲劳现象;这些症状的感知,都需要一个前提,就是这个孩子曾经有过正常的视力,在发生近视之后出现了以上的症状,通过对比前后变化,可以描述给家长或视光师听。但是如果孩子并没有体验过正常的视力,他认为视界就是这样子的,所以他并不会表现出症状,更不会讲给家长听。临床上有很多高度屈光不正(甚至已经导致弱视)的小朋友,一直到上学体检,才发现视力有问题,有的甚至已经错过最佳的训练窗口期。所以近视的症状要从家长观察的角度来表述,以好帮助家长尽早地发现近视,比如在看电视时总是不自觉地靠近,看黑板和看远处时眯着眼睛、皱着眉头,做作业的时候一些细节经常出错,特别是形状相近的数字和字母,习惯性歪头或头位侧偏等异常的头位或表情表现,就基本上可以判断孩子已经有了近视的症状,要及时找视光师检查了。

## 15. 什么是病理性近视

与近视相关的眼轴过度增长导致眼后段的结构变化（包括后巩膜葡萄肿、近视黄斑病变和高度近视相关的视神经病变）并且可导致最佳矫正视力丧失。该定义仅仅涉及眼后段的结构变化及其视觉后果，并未纳入屈光不正度的范围，有研究表明，近视黄斑病变可见于不足−5.00或−6.00 D 的眼睛，尽管患病率非常低。如在病理性近视的概念中纳入屈光力，对于进行过屈光手术的高度近视眼（例如角膜手术、人工晶状体植入术、ICL 植入术）也造成了问题。在这些情况下，眼睛的屈光可能是正常的，但病理性近视的风险仍然存在。病理性近视的并发症影响一系列结构，临床上呈现为不同的诊断分型。因此，所有属于病理性近视的病症都需要一系列定义，包括近视性黄斑变性、近视牵引性黄斑病变和病理性近视的非黄斑结构并发症，如视盘周围萎缩、视盘倾斜和获得性巨型动脉。

## 16. 远视储备水平反映了什么

远视储备水平反映了眼球正视化发育的进程。正视化前的远视大多为生理性远视，是一种"远视储备"，可理解为眼球发育的可正视化空间或者理解为"对抗"发展为近视的"缓冲区"。远视储备量不足指裸眼视力正常，散瞳验光后屈光状态虽未达到近视标准但远视度数低于相应年龄段生理值范围。如4~5 岁的儿童生理屈光度为 1.50~2.00 D 远视，则有 1.50~2.00 D 的远视储备量，如果此年龄段儿童的生理屈光度只有 0.50 D 远视，意味着其远视储备量消耗过多，有可能较早出现近视。

当一名婴幼儿、儿童及青少年的远视储备过早消耗完毕,该婴幼儿、儿童及青少年更容易发展成为近视。

我们可以这样理解远视储备:远视储备就类似于我们的身体在"眼球屈光发育"银行预存的一笔钱,它的作用是随着年龄增长慢慢消耗;当各种原因导致近视风险逐渐提升的时候,它可以对抗近视风险。远视储备提前消耗,更容易出现近视。与年龄对应的储备值的改变,预示着孩子视力问题的出现,近视的早期常见远视储备下降。

## 17. 什么是眼轴

眼轴指的是眼球的前顶点到后顶点的直线距离。在实际测量中,眼轴通常是指在注视方向上从角膜前顶点到黄斑中心凹的直线距离。

孩子刚出生时眼球较小,眼轴较短,而成年人的眼轴长度较长,轴长约为 24 mm。随着年龄的增加,孩子的眼球逐渐长大,眼轴也慢慢变长。我们在建立儿童及青少年屈光发育档案的时候,眼轴是一项必查数据。为什么眼轴这么重要?因为眼轴的增长速度能够预测近视发生的可能性、近视度数增长的速度。但是近视度数的增长速度跟眼轴的绝对长度并不是密切相关,而是跟眼轴的增长速度密切相关。有研究表明:出现早发性近视的儿童及青少年,在出现近视的前两年,他们的眼轴增长速度已经超过了屈光发育正常的儿童的眼轴增长速度。

## 18. 眼轴过长会有什么问题

由于先天或后天因素,眼球前后径(即眼轴)变长,超过正常平均值,致使平行光线射入眼球后,焦点落在视网膜前而不能成像清晰,形成轴性近视。根据目前大量的临床实验证明,眼轴的增长速度与近视的发生、发展密切相关,所以监控眼轴可监控轴性近视发展。而眼轴过长导致高度近视时,主要会造成两个方面的问题:眼部并发症和眼球变形。

1)眼部并发症 眼轴过长除了会导致高度近视之外,还能预警高度近视眼底并发症。高度近视的眼底检查通常会表现出明显的高度近视性改变,包括视盘倾斜、近视圆锥、豹纹状眼底和镶嵌型眼底性。并发症主要有:白内障形成、视网膜周围裂孔脱离、近视性小凹、有或无视网膜脱离的黄斑裂孔、乳头周围变形、穿窿状黄斑、脉络膜和巩膜变薄、近视性脉络膜新生血管形成、青光眼。

2)眼球变形 正常的眼轴是球形,而眼轴过长会导致眼球前后拉伸,呈现橄榄球形,研究人员发现很多高度近视人士的眼球基本都有不同程度的变形。

## 19. 什么是正视化发育

从婴幼儿慢慢长成成年人,正常情况下我们人的眼睛的发育过程是从远视状态慢慢降低度数,逐渐变成正视眼的过程,这种正常的眼睛发育称为正视化发育。

正视化发育的生理原因是什么呢? 刚出生的宝宝眼球比较小,眼轴比较短,表现为远视状态。随着年龄的逐渐增加,新生儿的眼球逐渐变大,眼轴逐渐变长,远视度数也相应降低,直到眼球发育完成,眼轴增长到成年人的大小,远视度数降低到 0 D,这个现象称为眼球的正视化发育。

换言之,眼球的正视化发育就是小孩子随着年龄的增加,眼球的度数从远视慢慢降低到正视状态(0 D)的发育过程。而有时候正视化发育过程出现异常,比如,还没有正视化到 0 D 的时候,这个过程就提前中止了,此时会表现出远视状态;有时候正视化到正视之后此过程却没有停止,发生过度正视化的情况。这个时候就会发展成为近视。

正视化到正视就是好的吗?这里根据多年的临床经验,分享一些心得,出生在 20 世纪 80 年代之前的人们,近视发病率还没有那么高,当他们出现老花眼之后,大多数不戴眼镜的人会表现出远视状态,并且以 +0.75 ~ +1.00 D 居多,可见正视化的终点并非正视,而是轻微的远视。

## 20. 什么是远视

远视指的是在静态屈光下,外界平行光经过眼的屈光系统成像之后,未能在视网膜上完成聚焦,而在视网膜上形成模糊的影像的一种屈光不正类型。远视可分为屈光性远视和轴性远视,屈光性远视即眼轴正常的眼睛中,角膜和(或)晶状体的屈光力过小(图 5-3);轴性远视即眼轴相对于角膜和晶状体的屈光力过短或两种情况都存在的组合型远视(图 5-4)。

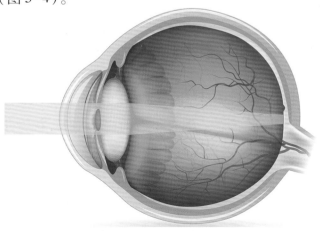

图 5-3　屈光远视

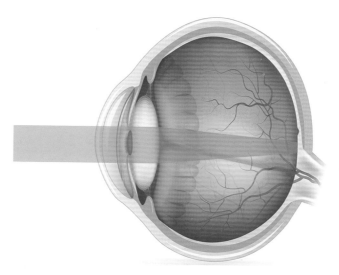

图 5-4　轴性远视

　　远视眼和老花眼虽然戴的眼镜都是正度数,但是远视眼跟老花眼不一样。老花眼是由于年龄增加,睫状肌肌力下降、晶状体弹性下降,导致眼的调节力衰退,从而表现出看远清楚、看近模糊的一种生理现象。老花眼并不是屈光不正,也不是疾病,而是正常人们的生长发育现象。跟老花眼不同,远视眼中的显性远视眼患者虽然也需要配戴正度数,但是这类人群只要年龄没有到达老花眼的年龄,他们的调节力是属于正常的,也就是说,戴上足矫的眼镜之后能够自由地看清远处和近处的东西。

　　远视眼按照程度来分,分为低度远视、中度远视和高度远视。①屈光度≤+3.00 D 为低度远视;②屈光度>+3.00 且≤+5.00 D 为中度远视;③屈光度>+5.00 D 为高度远视。

　　值得注意的是,由于 12 岁之前的婴幼儿、儿童、青少年的眼球较小,眼轴较短,这部分孩子的眼睛都有一定的远视度数,我们称之为远视储备。这部分远视储备的量,只要裸眼视力符合相应年龄的发育水平并且没有主观症状,这种情况不需要矫正。

## 21. 什么是散光

正常的角膜表现为半球形,形状比较规则,晶体的屈光力分布比较规则和均匀,此时外界的光线经过眼球的角膜、房水、晶状体等之后会在视网膜上形成规则的影像;但是当角膜形状不规则的时候,或者晶体的屈光力分布不均匀的时候,在视网膜上就无法形成规则的影像,这种情况称为散光(图5-5)。

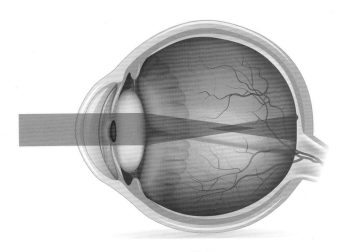

图5-5 散光

散光分为规则散光和不规则散光。通俗来说:近视眼的眼睛角膜是篮球(准确来说是半个篮球),它是球形的、规则的;规则的角膜散光的患者的眼角膜是橄榄球(准确来说是半个橄榄球),它是橄榄球形、规则的,但是不再像近视眼的角膜一样呈现正球形;不规则的角膜散光患者的眼角膜是被挤压过后的、有变形的球体,它是不规则的。

除此之外,还有晶体散光。晶体散光患者的眼角膜可能是正常或者是异常,但是他们的晶状体是有瑕疵的,比如变形,这样会导致晶状体的屈光度在各个方向上表现为不均衡现象,从而呈现出散光度数。

对于规则散光,通常可以通过普通的眼镜就能矫正,从而提升视力;对于不规则散光,目前高透氧性硬性角膜接触镜效果最佳。在日常生活中,散光的人会有什么样的感觉呢?散光最明显的感觉就是在没有戴镜矫正的时候,晚上看出去的清晰度比白天看出去的清晰度要明显下降;眯眼看东西的时候会有改善,看东西会更清晰一些。但是由于散光患者看远、看近的时候都没有办法在视网膜上形成清晰的影像,所以他们通常必须得眯眼才能看得清晰,这样一来就非常容易引起视疲劳。大多数散光患者在看东西看不清的时候,能感受到头痛、头蒙等疲劳的感觉。

## 22. 什么是弱视

视觉发育期内单眼斜视、屈光参差、高度屈光不正以及形觉剥夺等异常视觉经验引起的单眼或双眼最佳矫正视力低于相应年龄正常儿童,且眼部检查无器质性病变,称为弱视。不同年龄儿童视力的正常值下限:3~5 岁儿童视力的正常值下限为 0.5,6 岁及以上儿童视力的正常值下限为 0.7。弱视是一种严重危害儿童视功能的眼病,如不及时治疗可引起弱视加重,以及其他功能障碍。

诊断弱视时需要把它和屈光不正相区分。如果发现孩子矫正视力低常但小孔镜视力正常,充分怀疑验光结果不准确、有不规则散光等因素。在工作中我们常常会遇到一些屈光不正的孩子被误诊为弱视。比如说有复杂的散光,经过普通镜片矫正之后发现其视力达不到正常值,但是经过小孔镜检查之后,孩子的视力能够提升到正常值,这种情况不属于弱视。

弱视治疗的目的不仅仅是获得正常视力,还希望能建立良好的立体视和双眼单视。弱视的治疗方法很多,包括遮盖疗法、后像疗法、红色滤光片法、压抑疗法等。各种疗法均与年龄相关,年龄越小,疗效越好,错过视觉敏感期的患者则治愈基本无望。因此,弱视的早期发现、早期治疗意义重大。

## 23. 高度近视的危害有哪些

高度近视是全球第二大致盲性眼病,目前高度近视的发生率越来越高,而其引起的失明案例也是越来越多。高度近视是指近视度数在-6.00 D以上的屈光不正状态。我们通常可以将高度近视分为两类:一类是单纯性高度近视,其近视度数高,但成年以后可趋于稳定,并且不伴有导致不可逆视觉损害的眼底病变;另一类是病理性近视,表现为近视终生进展,可出现不可逆的视觉损害和眼底病变,并伴有眼轴不断过度增长(>26.5 mm)。对于视力和健康危害最大的是第二类——病理性高度近视。

高度近视的危害主要表现在眼部隐患,高度近视更容易罹患眼部并发症,比如白内障、青光眼、玻璃体液化及眼底病变。有临床资料显示,高度近视患者罹患白内障、青光眼和眼底病变的风险随着度数的增高而增高。有研究证明:“无论近视程度如何都会增加眼部并发症和视力减退的风险”,-8.00 D的近视患者发生视网膜相关的眼部问题风险是-4.00 D近视患者的10倍。所以,高度近视的主要危害不仅仅是屈光度增高,影响外观,更重要的是还会引起很多眼部并发症。

## 24. 什么是进展性近视

进展性近视指的是近视度数增长速度较快,进展量≥0.75 D/年。换言之,如果你发现你们家孩子每年度进行屈光检查的时候,他的近视度数增长超过了0.75 D/年,就属于进展性近视了。

如何处理进展性近视？进展性近视的特点就是度数增长较快，所以我们要采取的方法就是延缓近视度数加深的速度，避免过早、过快增长，从而避免高度近视。

# 25. 什么是瞳距

我们在验光的时候，经常在验光单上看到"瞳距"一词，什么是瞳距呢？从字面意思上来看，瞳距指的就是两眼瞳孔中心之间的距离。严格地讲，瞳距指的是双眼瞳孔中心的水平距离。

一般情况下，我们在加工一副眼镜的时候，要求左右眼的瞳孔中心都要分别对准左右眼镜片的光学中心。在实际工作中，我们不仅要测得双眼瞳孔中心的距离（双眼瞳距），还要测得左右眼瞳孔中心分别到鼻梁正中心的距离，即单眼瞳距。瞳距测量常用的方法是使用瞳距仪或者瞳距尺测量，其对眼镜配装以及戴镜舒适度的影响较大。

对于装配好的眼镜，左右镜片光学中心之间的距离叫作光学中心距，有时视光师在和患者沟通时，也称为瞳距，这里希望大家能够区分其含义。

# 26. 什么是散瞳验光

睫状肌麻痹验光也称为散瞳验光。屈光不正（比如近视、远视或者散光）的检查结果会因为人眼睛处于不同的调节的状态而有所改变，而 12 岁以下儿童的睫状肌张力大，调节更明显，所以调节对于验光结果的影响比成年人更大。使用睫状肌麻痹剂放松调节后进行验光检查，是实现儿童及青少年排除调节干扰、精确验光结果的方法之一。目前临床使用的睫状肌麻痹剂主要有 1% 阿托品滴眼液或眼膏、1% 盐酸环喷托酯滴眼液、0.5% 复方托吡卡胺滴眼液。

## 27. 有什么好方法可以控制儿童及青少年近视度数的增长

青少年儿童近视之后,近视度数增长较快(每年度数的进展量超过 75 度),属于进展性近视,必须采用适合的方法控制近视度数的增长。目前近视管理手段主要有特殊设计的框架近视眼镜、角膜塑形镜、阿托品、户外活动等其他手段。

1)特殊设计的框架近视眼镜　所谓特殊设计的框架近视眼镜,主要分为 3 种:基于调节滞后理论设计的眼镜、基于周边离焦设计的眼镜、基于竞争性近视离焦理论设计的眼镜。这几种眼镜的临床效果可表现为(百分比越大代表近视管理效果越好):①基于调节滞后理论设计的渐进多焦点眼镜,11% ~ 35% 的近视管理效果;②基于调节滞后理论设计的双光眼镜,39% 的近视管理效果;③基于调节滞后理论设计的双光棱镜眼镜,51% 的近视管理效果;④基于周边离焦理论设计的周边离焦眼镜,10% ~ 30% 的近视管理效果;⑤基于竞争性近视离焦理论设计的多区正向光学离焦技术眼镜,59% 的近视管理效果。

2)角膜塑形镜　角膜塑形镜是一种硬性角膜接触镜,由于其本身的参数,使它在配戴的时候能够将角膜压平,从而起到矫正视力的作用。角膜塑形镜控制近视加深的原因有许多说法,目前最被视光学家们认可的是角膜塑形镜在压迫角膜的时候,由于引起了角膜上皮细胞移行,会在视网膜上形成周边的近视性离焦,能够控制近视的加深。有临床试验显示,角膜塑形镜的近视控制效果可达 60% 。

3)阿托品　阿托品对于缓解睫状肌痉挛、缓解假性近视的症状效果斐然,而最新的临床研究发现阿托品在控制近视加深方面也有一定的效果。阿托品控制近视的效果与年龄、阿托品浓度都有关系。有实验显示,0.01% 、0.1% 、1% 的阿托品当中,阿托品浓度越高,防控近视的效果越好;然而,最近有一些专家发现,浓度高的阿托品在控制近视时,停止用药后的反弹会比低浓度阿托品更明显。阿托品能防控近视,但是也有一定的不良反应。浓度越高,不良反应越明显。所以为了避免不良反应,同时兼顾近视管理效果,临床上一般使用 0.01% 的阿托品防控近视。

4)户外活动 目前户外活动是公认的近视管理效果较好的防控手段。但是目前户外活动能够抵抗近视风险的机制不明,有一些学说认为:在户外活动的时候,我们看近时间有限,减少了近距离用眼,增加了看远,能够有效减少调节和集合负担,减少调节滞后量,眼睛得到充分的放松,从而抵抗近视的风险。也有另外一部分学说认为:我们暴露在户外环境中,外界的阳光会照射到我们的视网膜,促进大脑多巴胺的分泌,而多巴胺能够作用于巩膜,增加巩膜的坚固程度,从而抵抗近视风险。无论是哪一种学说,结果都证明了户外活动能够有效抵抗近视风险,延缓近视度数的加深。

5)其他手段 其他手段包括 20-20-20 法则、调节力训练、离焦角膜接触镜等对近视管理也有一定的效果,但是像针灸、按摩等对近视管理有无效果目前尚无可靠的临床试验结果。

## 28. 近视眼可以通过自身锻炼恢复吗

近视眼是不可逆的,即使通过角膜屈光手术、ICL 等实现了摘镜的目的,但是其眼部并发症还是无法消除。近视眼主要分为曲率性近视、轴性近视、位置性近视、指数性近视等。主要定义如下。

1)曲率性近视通常都是由角膜曲率、晶状体曲率等屈光系统中成分的曲率过强而引起的近视状态。

2)轴性近视是由近视发展导致眼轴增长超过正常值,从而导致外界光线经过眼睛屈光系统之后成像在视网膜前方、视网膜上的影像是模糊的,从而表现为近视状态。

3)位置性近视是由屈光系统中某些成分的位置异常而引起的近视状态。

4)指数性近视是由屈光系统的指数异常(比如房水折射率过高等)屈光力太强导致的眼睛近视状态。

在生活中我们会发现眼保健机构会通过使用阿托品、视觉训练、阅读镜等方法降低近视度数、"恢复"部分或全部近视度数,其实这些手段所恢复的是"假性近视",也就是由睫状肌痉挛、调节过度而引起的假性的近视状态。"假性近视"属于调节过度,又称为睫状肌痉挛、近反射痉挛、调节痉挛,可以通过一些手段恢复。但对于真性近视,不可以通过训练恢复。

## 29. 蒸汽眼罩、滴眼药水、按摩、针灸等能够治疗近视吗

真性近视是不可逆的。根据现有的研究,没有任何一种方法能够"治疗"近视。近视是眼球过度发育的结果,其本质是眼轴增长过速导致眼轴变长了。眼轴变长之后是不能缩短的,就像是人的个子一旦长高就不会再变矮,无论是吃药、按摩、贴眼贴、滴眼药水或者改善饮食等都无法使变长的眼轴再变短,所以这些方法都无法治好近视。

现在市面上有某种光学仪器在临床实验中发现有近视患者在使用了这些手段之后,出现眼轴缩短的现象,经过 OCT 检查之后是眼球后极部脉络膜增厚引起,具体的原因待进一步研究。但是即使是光学设备测量时发现眼轴缩短了,也不能宣称能够"治疗"近视,因为眼轴的真实长度还是没有缩短。同时也要注意到,蒸汽眼罩、按摩、针灸等手段或方法,在缓解视疲劳上确实是有一定效果的,并且有可能通过物理刺激的方式短暂提升了裸眼视力,给很多消费者造成了可以治疗

近视的假象。仔细分析这些方法的背后，都有一个共同的特征，就是在使用这些方法的时候，都对眼睛进行了强制休息，这可能也是其发挥作用的机制。

## 30. 想要预防孩子近视，应该选择什么样的台灯

在近视发展过程中，并没有研究证明光线的亮度会导致近视，但不代表其他因素不影响。在动物实验中，研究人员发现不同频率亮度及节律的频闪光对实验动物眼球发育的影响存在差异，研究人员分别在 2 Hz、5 Hz、10 Hz 的白色闪烁光下饲养小鼠，均成功诱导近视形成，且 2 Hz 的低频闪光的诱导效果更明显。所以，我们选择护眼灯时，一定要注意以下几点。

1）显色性　即台灯对物体颜色的还原程度，显色指数是衡量显色性的重要指标，这个值为 1~100，值越大表示对物体颜色的还原性越好。

2）色温　读写台灯的色温不超过 4 000 K，4 000 K 不是一个具体数值，是一个范围 3 710~4 260 K。

3）炫光　指灯光刺不刺眼，是台灯的一项重要指标，亮度越高，炫光越明显。

4）蓝光　蓝光达到一定强度，就会对视网膜造成光化学损害。

5）频闪　照明灯具的光闪烁，往往会影响人类的工作效率，甚至引起头痛、偏头痛、恶心、视觉紊乱等生理问题，低频比高频严重。

不同频闪光源对于近视的诱发作用实验：实验目的是探讨闪烁光对豚鼠眼球发育及近视形成的影响。实验方法是将 30 只 4 周龄豚鼠随机分为 3 组、I 组在闪烁光照明环境中饲养，闪烁方式为亮 2 s，暗 2 s；II、III 组在日常照明环境中饲养，作为对照，II 组照明时间为每天 12 h，III 组照明时间为每天 24 h。3 组中光照度均为 200 lm。实验 6 周后分别用检影法测量眼屈光度，A 超测量眼轴长度；摘除眼球，用

电子天平测量眼球重量,在光学显微镜和透射电镜下观察眼球后极部巩膜、脉络膜和视网膜的组织学改变。结果:与对照组相比,在闪烁光照明环境中饲养的动物发生-7.00 D 的近视,眼轴增长 0.56 mm,眼球加重 68 mg,后极部巩膜细胞数量增多,活性增强,胶原纤维间隙扩大,脉络膜层变窄,视网膜感光细胞外节盘变短,排列不规则。结论:闪烁光能促进豚鼠眼球增长,诱导近视的形成。

# 31. 近视会遗传吗

近视是有遗传性的。研究表明,父母都近视的儿童发生近视比父母都是正视更常见。其中父母都是近视的儿童中近视率为32.9%,而父母都是正视的儿童中近视率为6.3%,近视表现出了明显的遗传性。但是最新研究证明了近视发展中的基因-环境相互作用,并提出了个体的遗传背景决定了环境因素对屈光眼发展的影响。在临床研究中,研究人员发现:花费大量时间阅读并且有 APLP2 近视基因的儿童与那些花很少的时间阅读的孩子相比,发生近视的可能性高 5 倍。相反,携带 APLP2 正常基因的儿童即使暴露于高水平的阅读下也不会发展为近视。但是近视的遗传基因是一种易感基因,而非致病基因,也就是说有近视易感基因的孩子要比没有近视易感基因的孩子更容易近视。比如说暴露在同样的近距离阅读环境下,阅读距离和时长相同,有近视易感基因的孩子近视了,而没有近视易感基因的孩子可能没有任何事情。我们经常在生活中发现有些孩子天天看书、天天宅在家里,眼睛依然没有近视;而另外一些近视父母的孩子即使非常关注用眼,但还是近视了,其原因跟近视的遗传是有关系的。但是并不意味着父母是近视的孩子一定会近视,提前预防、提前干预,度过儿童及青少年这一段近视高发年龄之后,也是有机会远离近视的。

## 32. 哪些视觉训练对近视管理有作用

　　根据大量的临床观察,调节功能的训练对于近视管理有一定的正向作用。研究人员发现,调节不足的孩子在进行高负荷的近距离用眼之后容易诱发近视度数的增长。究其原因,是因为调节不足的孩子在检查体征上,调节滞后量比较大。相关研究证明,调节滞后的人在看近处的时候,外界物体的视网膜像会聚焦在视网膜后方,从而形成远视性离焦。动物实验表明,远视性离焦会诱发眼轴变长、近视度数增长,从而形成轴性近视。调节训练能够解决调节不足的问题,进而减少在看近处的时候的调节滞后量。

## 33. "近视不可怕,长大了做个激光手术就万事大吉了",这种说法靠谱吗

　　这是一个美好的想法,并不是所有人都适合做屈光手术(激光手术),对于能做屈光手术的近视患者来说,屈光手术本身并没有消除近视带来的眼部改变,这就好像用屈光手术的方法,把近视眼的角膜切削成一个光度适合的角膜接触镜的形状。这样近视的患者就等于随时戴着用自己角膜制作的角膜接触镜了,既不用摘戴,也不用护理。这些患者表面上没有近视,并不等于没有近视的风险。只有加强自我保护,避免近视的发生。

## 34. 什么是屈光参差

屈光参差指的是两个眼睛度数不相等。广义上来说,所有两个眼睛度数不相等的情况都可以称为屈光参差。但是在专业上,我们通常把左右眼度数相差大于等于 2.50 D 的情况称为屈光参差。屈光参差会有什么样的问题呢?

屈光参差患者两个眼睛的度数不一样且进展速度不同,视物大小也是不同的。而我们的大脑对于大小不同的像的识别是有一个允差范围的。理论上,左右眼看到的像的大小差别超过 5%,大脑就无法把两个像融合到一块,这会造成很多问题,比如视疲劳、重影,而对于儿童及青少年这种双眼视功能发育尚未成熟的人群,非常容易造成单眼抑制现象,也就是说大脑会把视力较差的那只眼睛看到的像屏蔽掉,这会造成被抑制(信号被屏蔽掉)的眼睛发生弱视。

## 35. 孩子近视了会有哪些异常表现

如果孩子行为出现了以下表现,就提示孩子的眼睛出现了近视的信号。

1)经常拉扯眼角、眯眼、皱眉看东西,或者出现凑近电视机、歪着头看东西等现象,孩子之所以侧着身子或者歪着头看东西,是因为可以通过改变光线入射的角度,达到暂时看清楚物体的效果,从而解决看不清的问题。这种情况称为头位代偿。而眯眼或者皱眉看东西的原理是通过小孔成像的物理原理,减少视网膜像的误差,从而起到看清楚的效果。

2)经常揉眼睛或频繁眨眼　孩子经常揉眼睛或者频繁眨眼,是因为眨眼、揉眼睛等会刺激眼睛分泌泪水,相当于在眼球前面形成了一层液体的"角膜接触镜",可以暂时让视力变得清晰。

3)上课注意力不集中 儿童及青少年(特别是低龄儿童)注意力集中的时间有限,当看不清目标物体时,就会出现注意力不集中、心情烦躁的现象。

4)经常抱怨光线暗 近视的孩子由于视网膜上形成的影像是模糊的,故而在光线暗的地方会更觉得视物模糊,看不清晰。又加上在光线充足的地方,瞳孔会缩小,从而通过小孔成像效果让视力有提升,而暗环境下瞳孔散大,小孔成像效果显著减少,因此看得模糊。所以,近视孩子会反映在暗环境下视力下降明显。

5)看书、看电视距离过近 近视最明显的表现就是看远模糊、看近清晰。当发现孩子看东西越来越近时,需要及时前往正规的眼视光机构(比如眼科医院的视光中心、眼镜店、眼科门诊等)进行屈光检查。

近视前期是可以通过合理的手段提前干预,避免近视;即使已经出现近视,但是只要采取合理的防控措施,也能够避免孩子的近视度数快速增长,避免高度近视及高度近视并发症的出现。

## 36. 为什么配戴普通镜片没有延缓近视发展

近视的发生和发展,主要是用眼负担重、用眼习惯不科学、用眼环境不理想等综合因素所导致的,普通的单光镜片仅仅能起到看清楚的作用,对导致近视发生和发展的诱因没有起干预作用,所以度数正常增长;具有防控作用的镜片,对诱因会有一定干预作用,可以延缓近视度数的增长。

## 37. 家长有什么简单的方法可以让孩子的度数少长甚至不长

导致孩子近视的原因有很多,但是科学的用眼习惯、良好的用眼环境、适当的用眼强度、合理的膳食营养,对延缓近视发生的年龄和发展的速度确实是有帮助的。在家里如何做到近视管理呢?营造良好的学习环境,比如合适的光线亮度、与孩子身高相匹配的桌椅高度;适当控制孩子的用眼时间,比如每半个小时远眺几分钟;科学的用眼习惯,保持良好的坐姿,不爬着、躺着看书;改善孩子的营养结构,不挑食、不偏食,适当补充叶黄素;也可以做一些简单的视觉训练,比如反转拍和聚散球等。如孩子已经近视,到正规的机构进行科学的验光与配镜,并建立屈光发育档案,定时复查,这些都是有效的措施。

## 38. 近视-0.50 D 是否要一直戴眼镜

近视-0.50 D 的时候,对视力已经有影响了,如果座位靠后一点,看黑板已经很吃力了,如果不矫正,孩子就会通过眯眼、歪头等姿势来获得清晰的视力,学习效率会下降,并且会有视疲劳的情况发生,久而久之,还会形成一些不良的用眼习惯;临床研究表明,如果长时间得不到清晰的像,近视会以更快的速度增长。所以,无论从当下的学习需求,还是未来的近视度数,还是一直戴着眼镜比较好。

## 39. 我的孩子为什么度数增长比别人快

　　孩子度数增长得快,可能有多种原因,比如是否有遗传倾向(注意观察孩子的监护人)、是否发生了病理性近视,近视发生的年龄过小、用眼负担过重、用眼习惯不好、视功能异常都是原因,并且会叠加起作用。对于此类孩子,最好能与监护人和(或)孩子本人进行细致的面谈,以对孩子的日常做全面的了解;再做个全面的检查,帮助查找具体的诱因,做有针对性的近视管理;建立屈光发育档案,做长期的跟踪。

## 40. 戴眼镜后为什么裸眼视力变差了

　　视觉是一个复杂的生理心理过程,视力是其核心指标和表现。视力的好坏不光受眼底成像品质的影响,也受大脑对模糊像的处理能力的影响。在戴眼镜之前,视网膜的像是模糊的,大脑需要花费大量的能量来分辨模糊像以获得良好的视觉感受;当戴上眼镜之后,视网膜获得了清晰像,大脑就花费比较少的能量去处理清晰像,便能获得良好的视觉感受。当突然摘下眼镜,大脑还是以较少的能量去处理模糊的像,就会有较差的视觉效果,表现为裸眼视力变差。

## 41. 孩子 12 岁了,检查远视 100 度以内,应该怎么办

　　这个要结合孩子的实际情况来分析。如果视力正常、眼位正常、没有视疲劳症状的发生,那这是个好事情,这孩子大概率是不会近视的,就算近视,近视度数也不会很高;如果孩子的视力低、常有内斜视

或有视疲劳的发生,哪怕只有其中的一项,建议到视光机构做个散瞳验光,确诊一下远视的度数,再做进一步处理。

## 42. 弱视的治疗策略有哪些

弱视治疗的成功率随着患者年龄增加而下降。无论患者的年龄大小,包括年长的儿童,都应当尝试去治疗。弱视眼的预后取决于许多因素,包括造成弱视原因的起始时间,弱视的原因、严重程度和持续时间,以前治疗史,对治疗建议的依从性,以及并发症情况。视光师通过问诊与检查,试图寻找导致弱视的原因,并通过一种或多种策略来努力提高视力,恢复功能。

第一种是消除形觉剥夺的原因。比如做手术处理先天性白内障、上脸下垂等。

第二种是矫正在视觉上有意义的屈光不正。比如矫正高度远视、屈光参差、高度散光等。

第三种是通过遮盖对侧眼来促使弱视眼的使用,遮盖健眼,强迫弱视眼的视觉发育。

第四种是通过视觉训练,重建和巩固双眼视功能。

## 43. "近视眼不能戴眼镜,越戴度数越深",这种说法靠谱吗

首先大家要明白是先近视再戴的眼镜,近视的发生和戴眼镜没有关系,近视度数不会因为戴度数合适的眼镜而越来越深。根据临床观察,近视之后配戴合适度数的眼镜能够有效提升矫正视力,在延缓近视加深的效果上也是有一定正向抑制作用。

什么情况下戴眼镜会引起近视度数增长呢?

当配戴不正确度数的眼镜(比如戴比实际度数低的眼镜或者比实际度数高的眼镜)和不正确地配戴眼镜(配镜之后不戴或者眼镜严重变形之后未经调校继续配戴),这两种情况会引起近视度数的加深。所以验光时要足矫,但要避免出现欠矫和过矫的现象。

当近视之后,已经表现出近视症状,比如视物模糊、视疲劳、眯眼、歪头等症状,一定要戴镜,如果不戴镜反而会引起近视度数更快增长。在视光一线工作,经常会遇到这样的一些孩子:初次检查时近视度数为-1.00 D,拒绝戴镜;1 年后复查,近视度数为-2.50 D;2 年后复查,近视度数为-4.50 D。近视不戴眼镜,在视网膜尚形成模糊的影像,反而会引起近视度数更快增长。所以,当发现孩子已经有近视症状,确诊为真性近视,就一定要及时配镜,避免近视度数更快增长。不过,极低度近视(-0.5 D 以内),没有出现近视症状、视物清晰度不受影响的,不戴镜可能对近视度数的增长没有太大影响,但要定期复查,做好预防。

## 44. 眼镜是不是一戴就摘不下来了

很多家长都有一种担忧:孩子近视之后,是不是戴上眼镜就摘不下来了? 家长的这种担忧在现实生活中总能找到可以印证的例子。但是近视眼不戴眼镜也会出现一系列问题。

低度近视患者长期未矫正,视网膜上的影像是模糊的。大脑为了适应这种模糊,就会努力提升自己的视觉分辨能力,从而让自己看东西看得清楚,这种现象称为模糊适应。不过,模糊适应的机制尚不明确,有学说认为是跟神经系统的代偿引起的。

低度近视患者长期未矫正,形成了模糊适应。模糊适应之后,近视眼人士慢慢也就适应了这种模糊的视觉程度。当他们的度数持续升高,不得不配镜的时候,大脑会突然发现其实自己可以看得更清晰,于是模糊适应就会打破,大脑重新适应了清晰的视觉,这个时候摘下眼镜就看不清了。通俗来说,模糊适应就是低度近视不戴眼镜,大脑不得不努力提升自己的分辨能力,但是当戴上眼镜之后,大脑适应了清晰的世界,自然无法适应模糊的世界。表现在生活中就是戴上眼镜摘下来之后清晰度低于未戴眼镜的时候的清晰度,也就是眼镜戴上就"摘不下来"。所以,如果是真性近视,戴上眼镜之后大脑就会适应清晰的视觉,就难以适应模糊状态。

## 45. 近视眼真的不可逆吗

在跟近视家长沟通的时候,发现很多家长特别沉迷于使用某某神器、某某药物、某某科技"治疗近视",实现近视的逆转,然而现实是:真性近视确实不可逆。但是如果一个真性近视患者想要摘掉框架眼镜也是有一定方法的。比如:屈光手术、软性角膜接触镜、角膜塑形镜。前者是通过手术实现永久摘镜,后两者是通过戴角膜接触镜实现间歇性摘戴框架眼镜的作用。

我们来一起看一下为什么真性近视不可逆。

近视眼指的是调节静止状态下,外界的平行光经过眼睛的屈光系统之后,聚焦于视网膜前方,而视网膜上形成的物像是模糊的,从而引起看近清楚、看远模糊的一种屈光不正类型。

在我们描述近视眼的时候,严格意义上是眼睛调节力完全放松的时候的眼睛屈光状态。近视眼通常伴随着眼轴、屈光系统的屈光力等的改变,无法通过训练、阿托品等药品或者特殊仪器设备的训练而恢复。

在生活中想要摘掉眼镜,实现裸眼视力的提升的方法主要有2种:屈光手术和角膜塑形镜。屈光手术包括角膜手术(比如常见的飞秒激光手术、准分子激光的角膜屈光手术等)和ICL。但是其适合人群是近视发展已经稳定不再持续增长的人群,并且对角膜厚度等有严格的限制。角膜塑形镜属于一种高透氧性硬性角膜接触镜,由于其特殊的曲率设计,能够实现夜间戴镜、白天裸眼视力提升而实现摘镜的目的。但是值得注意的是,不管是角膜塑形镜还是屈光手术,严格意义上都是属于矫正方法,是通过手术或者压迫角膜等方法来永久或者暂时改变眼睛屈光系统的屈光力从而实现视力提升的非戴框架眼镜的矫正方法。但是,无论是哪种近视矫正方法,都是只能矫正视力,而无法消除近视眼尤其是高度近视的眼部并发症。所以,真性近视眼不可逆。

## 46. 一只眼近视了,需要戴眼镜吗

当一只眼睛近视、一只眼睛正常时,我们称之为屈光参差。当出现一只眼睛正常、一只眼睛近视(屈光参差)时,需要戴眼镜,不戴眼镜会造成左右眼清晰度不一样。而清晰度的差异,会导致左右眼无法融像,也就是大脑在把左右眼看到的像融合到一起的时候,会有明显的困难。在初期会引起看东西难受的情况,而后期大脑会屏蔽掉模糊眼的像,造成单眼抑制(在幼年时期发生较多),从而造成立体视的缺失,甚至引起失用性的斜视。

小贴士:立体视觉是怎么形成的呢? 我们可以盯住同一个目标,交替闭上左眼和右眼,你会发现左眼看东西和右眼看到的东西会有一点小小的角度差异,这种差异称为视差;而大脑在把两个眼睛的像融合成一个的时候,会把这种视差在大脑内形成立体的感觉,我们称之为立体视觉。

## 47. 近视的孩子看远戴镜,看近摘镜的行为科学吗

近视眼的人在看远处的时候需要负透镜矫正屈光不正,从而将物

像聚焦在视网膜上,提升视力;对于低度近视来说,看远戴镜视物清晰;看近摘戴眼镜,视物亦在远点之内,也表现出视物清晰。从视力的角度来理解,貌似不会造成太大影响,但是这种用眼模式会打破调节与集合之间的联动关系,看近的时候,不光需要调节,还需要对应的集合(眼睛向内转动),它们之间存在一定的联系,如果长时间少用调节,正常使用集合,会打破原有的平衡关系,短期造成视疲劳,长期有导致单眼抑制的可能。

如果中度近视及以上的近视,看远戴镜视物清晰,看近摘镜,因为视物已经在远点之外,需将物体拿得更近方能看得清楚,加剧集合的负担,同时也会打破原有的平衡关系,短期造成视疲劳,长期有导致单眼抑制的可能。所以,无论是低度近视还是高度近视,都建议坚持配戴眼镜,这种看远戴镜、看近摘镜的行为不可取。

## 48. 做完近视手术之后,还有可能出现近视度数增长吗

屈光手术是通过切削角膜(如激光手术等角膜屈光手术)或者在眼睛内部植入镜片(如 ICL)等方法来改变眼球的屈光力的方法。其矫正本质和戴角膜接触镜、框架眼镜是一样的,都是通过光学手段将我们看到的物像聚焦到视网膜上的方法。但是它无法恢复已经发生的眼底病变或其他高度近视眼部并发症,也无法缩短眼轴,所以不是"治疗"近视,而是"矫正"近视。当做完近视手术之后,如果用眼习惯不良(比如用眼过度、视近过久、长期熬夜玩手机等),还会有近视出现。

## 49. 孩子平常上网课比较多,能不能配防蓝光眼镜

疫情防控期间停课不停学,孩子上网课比较多,接触数码产品的

时间也相应地增加了许多。很多家长开始纠结:要不要给孩子配防蓝光眼镜?

如果在使用数码产品时配戴防蓝光眼镜,可以选择符合国家标准GB/T 38120—2019《蓝光防护膜的光健康与光安全应用技术要求》的防蓝光眼镜;如果全天配戴,建议选择高透光率的不防蓝光的眼镜。根据现有的文献,防蓝光眼镜并没有防控近视加深的作用。

说起防蓝光眼镜之前,我们得先说一下蓝光对于眼睛的伤害是什么。所有细胞凋亡之后,都会形成脂褐素,眼睛的视网膜的细胞也不例外。视网膜上的神经细胞和视细胞等凋亡之后,细胞碎片形成的脂褐素会堆积在视网膜上,靠近视网膜色素上皮层。正常情况下,脂褐素对细胞没有毒性作用。但是在经过 380~445 nm(尤其是 415~445 nm)波段的光线激发之后,脂褐素就会变得极具生物毒性。这时候的光毒性物质会直接伤害视网膜的视网膜色素上皮细胞(RPE 细胞),长此以往会造成老年性视网膜色素变性等问题。所以,如果我们长期暴露在蓝光环境下,需要把 380~445 nm 的蓝光防护掉。CNIS 新蓝光防护标准规定如下。

1)波长在 380~415 nm 波段的光线能量较高,对眼睛伤害很大,透过率<75%。

2)波长在 415~445 nm 波段的光线对眼睛伤害也很大,透过率不能超过 80%。

3)波长在 445~505 nm 波段的光线对眼睛有益的蓝绿光,透光率要大于等于 80%。

445~505 nm 波段的蓝光对于视网膜没有毒性,同时,它们对于人的生物节律、情绪调控、认知表现、近视管理等非常重要。

## 50. 散瞳验光会伤害眼睛吗

一说起散瞳,很多家长都会很担心,担心散瞳对眼睛造成伤害。其实,根据目前大量的临床研究,尚未发现扩瞳药对眼睛有什么伤害。散瞳不会伤害眼睛,只是强制放松睫状肌,从而使眼睛看近处时的调节力放松。

临床上研究人员通常使用阿托品等扩瞳药作为睫状肌麻痹验光时使用。散瞳验光能帮助我们排除假性近视。散瞳虽然对眼睛没有伤害,但是会有一些不良反应。通常表现为一定时间内的瞳孔散大、畏光、眩光、看近不清晰等现象,有些人还会表现为脸红、口干现象。这些现象属于正常。当药物在体内代谢以后,以上不适感均会消失。

散瞳验光前需要进行眼压检查。正常眼压值为 $11 \sim 21$ mmHg,当眼压异常时,不能进行散瞳,需要进行全面的眼科检查。

## 51. 近视之后,戴眼镜度数长得快,还是不戴眼镜度数长得快

近视之后出现了远视力明显下降、看远明显模糊的情况时,不戴眼镜的近视人群近视度数长得更快。研究人员发现如果表现为远视力明显下降的近视患者选择不戴镜的话,后期近视度数会出现较快增长。原因是近视的诱导模型中有一个"形觉剥夺型近视",也就是当视网膜长期得不到清晰影像刺激时,眼轴会变长,眼球会变大,眼睛的近视度数会增加。所以,近视之后不戴眼镜时近视度数增长更快。

小贴士:形觉剥夺性近视:研究人员于 1977 年通过缝合幼猴眼睑,最早建立了 FDM 模型。后来相继出现配戴弥散眼罩头套或镜片

等无创性方法,使物像无法聚焦在视网膜上,引起眼球扩大而形成FDM。实验中,研究人员在将幼年猴子的眼睑缝合,经过一段时间之后,发现缝合眼睑的眼睛出现了眼轴变长、眼球变大、近视度数增长的情况;后改进实验,让幼年猴子配戴弥散眼罩头套或镜片等无创性方法,使物像无法聚焦在视网膜上,同样出现了近视增长、眼轴变长的现象。于是有了形觉剥夺型近视。

## 52. 对数视力表视力与小数视力表视力如何换算

　　视力表是用于测量视力的图表。国内使用的视力表有国际标准视力表、对数视力表、Landolt 环视力表。从使用距离上分有近视力表、远视力表。视力表是根据视角的原理制定的。检查视力一般分为远视力和近视力两类,远视力多采用国际标准视力表,此表为大小不同、开口方向各异的"E"字所组成;测量从 0.1~1.5(或 4.0~5.2);每行有标号,被检者的视视力表操作方法线要与 1.0 的一行平行,距离视力表 5 m(也有检查距离 3 m 的)。

　　视力表检查视力,一般有两种记录方式,即小数记录法和对数记录法,小数记录法更常用,就是常见的 0.1~2.0 的说法;对数记录法就是 4.0~5.0 的说法。既然都是检查视力的工具,两者之间换算的关系见表 5-1。

表 5-1　视力对照

| 对数视力 | 小数视力 |
| --- | --- |
| 3.5 | 0.03 |
| 3.6 | 0.04 |
| 3.7 | 0.05 |
| 3.8 | 0.06 |
| 3.9 | 0.08 |
| 4.0 | 0.10 |

续表 5-1

| 对数视力 | 小数视力 |
|---|---|
| 4.1 | 0.12 |
| 4.2 | 0.15 |
| 4.3 | 0.20 |
| 4.4 | 0.25 |
| 4.5 | 0.30 |
| 4.6 | 0.40 |
| 4.7 | 0.50 |
| 4.8 | 0.60 |
| 4.9 | 0.80 |
| 5.0 | 1.00 |
| 5.1 | 1.20 |
| 5.2 | 1.50 |
| 5.3 | 2.00 |

## 53. 看绿色植物能够预防近视吗

社会上有这样一个说法,经常看绿色的植物对视力好。事实真的如此吗?

根据大量的研究,并不能发现绿色对近视控制、近视预防起到明确的正向作用。但是如果进行户外活动,瞭望远处的绿色,就能够有效预防近视。眺望远处的绿色要比单纯的远眺能更好地放松眼睛。光对于人的影响主要分为视觉性影响和非视觉性影响。所谓视觉性影响,就是指不同波长的光能够让我们感受到这个五彩斑斓的世界,让我们看清楚山川、森林、大海、天空,让我们能够分清楚赤、橙、黄、绿、青、蓝、紫。在380~760 nm 的可见光中,人眼睛耐受度最高的、感觉敏锐度和舒适度最高的光的波段是440~500 nm 的蓝绿光。所以所有颜色中,绿色确实能够让我们的眼睛最舒服。但是根据现有的研究结果,放置在近距离的绿色并不能预防近视的产生,也不能控制近视的加深。什么情况下看绿色能够预防近视呢? 那就是看远处的绿叶、树林等,通过远眺和绿色相结合的方式才能够保证眼睛得到最充分的放松。

而非视觉性影响指的光对于情绪、昼夜节律、认知能力、智力发育、记忆力、专注力、情绪控制等方面的影响。在一项研究中研究人员发现,人眼睛对 400~440 nm 的蓝光耐受阈值很低,但是对 450 nm 以上的光的耐受度呈几何数级增长。同时,457~480 nm 的蓝绿光能够影响褪黑素分泌,引发非视觉效应,影响生理节律、作业效率。而太阳光中所有波段的蓝光(包括有益蓝光)的透射比都是均衡的,所以我们在阴天时心情低落,而晴朗的天气会让我们觉得"秋高气爽、神清气爽",这就是因为阳光当中的有益蓝光提升了我们的情绪反应。

## 54. 在电脑、手机屏幕前放置仙人掌能够防辐射吗

看电脑、玩手机等数码产品时,排除使用仙人掌完全挡住屏幕的情况之外,在屏幕前放置仙人掌不能够防辐。说起数码产品的屏幕辐射,主要是光辐射。而屏幕辐射出来的有害光中,蓝光是在所有光波段中占比最高的。研究证明,眼睛对于 440 nm 以下波段的可见光的耐受度阈值非常低,这部分光线是引起数码视疲劳的罪魁祸首。

另外还有一部分光线对于视网膜存在一定的光毒性。这部分光线就是指 385~445 nm 的光线。385~445 nm 的蓝光对视网膜造成光损伤,引发黄斑变性,存在短期损伤和中长期累积损伤。所以我们常说有害蓝光对眼睛有伤害,指的就是 385~445 nm 的蓝光容易造成黄斑变性。

随着数码产品的普及,我们的生活、工作、学习、休闲娱乐等用眼习惯发生了翻天覆地的变化,视屏时间呈几何级增长。眼睛暴露在

385~445 nm 的蓝光环境中的时间也越来越多,真正能够有效对抗电子屏幕辐射的方法有两个:使用符合《蓝光防护膜的光健康与光安全应用技术要求》的防蓝光眼镜;减少视屏时间。

## 55. 近视度数的增长速度跟年龄有关系吗

近些年来,全球的近视和高度近视均呈现快速增长趋势,其中儿童及青少年近视呈现发病早、进展快、高度近视比例增加的趋势。就目前研究来看,近视是一种受多种因素影响的疾病,其中年龄是很重要的一部分因素。年龄的影响因素分为两部分:一是近视的初发年龄;二是近视儿童现在的年龄。

1)近视的初发年龄　孩子近视的初发年龄越早近视进展程度越高。对孩子每隔 1 年复查 1 次,我们认为两次屈光检查度数相差 −0.25 D 左右时即被认为近视已停止进展。男性的停止进展年龄为 19.5 岁,女性的停止年龄为 18.5 岁。孩子近视时间越早,最终度数越高。此外,更重要的是,孩子近视越早,近视进展越快。

2)近视儿童现在的年龄　孩子所处的年龄对于近视进展速度同样具有很大的影响。孩子的近视进展并不是每年都一样的。孩子某一年近视会突飞猛进,某一年又会不太明显。仔细观察又会发现孩子近视长得快的年份与孩子身高长得快的年龄高度重合。这是巧合吗?其实并不是。研究显示,0 ~ 3 岁以及青春期孩子眼睛结构变化明显,对于孩子来说,青春期近视存在高度发育的风险性更大。与成人相比,青春期孩子用眼负担更重且身体处在高度发育期。孩子的眼睛屈光调节能力更强,能看清很近的物体,加之繁重的课业压力,不良的用眼姿势,眼球结构发育不完善。众多原因叠加在一起,导致 12 ~ 15 岁孩子的近视增长呈现爆发性增长,速度远超其他年龄段。

总结:近视进展与年龄呈现极高的相关性。一方面近视出现的年龄越小,近视进展越快,而且最终的近视程度越高。另一方面,近视进展速度并不是线性的,而是波动性增长,速度高峰期出现在 12~15 岁的高峰期。作为家长,对于近视早防早控,推迟孩子近视出现年龄。同时高度重视青春期孩子的用眼卫生和用眼习惯,是降低孩子最终近视程度的不二之选。

## 56. 哪些生活习惯更容易导致近视的产生和发展

经常有人问:孩子近视有啥要注意的? 孩子平常不爱出去玩会导致近视加重吗? 今天我们就来聊聊,生活中哪些不经意间的习惯会增加孩子近视的进展程度。

1)居住环境的差异性　国内外很多研究一致认为,城市学生的近视患病率明显高于农村。例如,中国某些地区儿童近视患病率在农村和城市分别为 36.8%、78.4%。这种现象的出现可能与城乡学习强度、家庭教育水平和经济发展水平的差异有关。尽管迄今为止,乡村学生的近视患病率仍低于城市,但是随着农村教育事业的发展和青少年儿童生长发育的变化,乡村学生群体的视力不良、疑似近视的增速都已渐渐超过城市,城乡差异正趋向缩小。

2)近距离用眼　孩子看近是我们提到最多的,也是认可度最高的对近视进展有影响的因素。近距离用眼,如阅读、使用电子产品已被明确证实是近视患病率明显增加的相关因素。当近距离工作被量化地估计为持续用眼时间和阅读距离后,有研究发现持续阅读超过 30 min 的儿童相比持续阅读<30 min 的儿童近视患病率更高,并且近距离工作<30 cm 的儿童近视患病率为工作距离更长的 2.5 倍。另外,有学者曾调查发现,学生阅读距离普遍低于推荐的 33 cm 阅读距离,且近视儿童的阅读距离比正视儿童更小。过近的阅读距离与日常不良的读写姿势有关,如弯腰驼背、眼睛与书本距离过近、仰卧或俯卧

看书等因素有关。持续长时间近距离用眼和阅读距离过近均可导致睫状肌和眼外肌处于高度紧张状态,晶状体曲率增加,眼球壁逐渐延伸,眼轴被拉长,最终发展为近视。

3)户外活动　当前学生学业负担重,盲目攀比成绩而忽略了户外活动的重要性,这或许是造成近视患病率高的根本原因。研究者比较了新加坡和悉尼两地区6~7岁华裔儿童中近视的患病率发现,新加坡儿童近视患病率为29.1%,远远高于悉尼儿童的3.3%;而悉尼儿童户外活动时间是13.75 h/周,远远超过新加坡儿童的3.05 h/周。或许造成两地近视患病率差异的最重要原因就是户外活动时间的差异。光照可能导致维生素 D 和视网膜多巴胺含量的增加,多巴胺作为视网膜上调节释放的神经递质,可提高日间视网膜功能,提示多巴胺可能是户外活动对近视起延缓作用的因素之一。

4)光照　一定强度的明亮光具有对近视眼发展的保护作用,且在一定范围内随着光照强度的升高,这种近视保护作用逐渐增强。市面上常见的护眼台灯,正规厂商生产的有质量保证的产品,其根本原理就是提供一个稳定且亮度足够的光照环境。与普通光照强度相比(500 lx),随着光照强度的提高(1 500 lx 和 3 000 lx),延缓近视的作用逐渐增强,而低于普通光照明强度(50 lx)并不能诱导出更明显的近视。

5)睡眠时间　睡眠时间不足也会引起近视度数的增长。国家卫生健康委员会公布的《儿童及青少年近视管理适宜技术指南(更新版)》里指出:①养成健康意识和习惯,采纳健康行为,日间户外活动每天至少2 h,分别落实在校内校外;②保证睡眠时间,小学生每天睡眠10 h、初中生9 h、高中生8 h;③保持上学日和周末作息制度基本一致,减少"社会时差"。

总的来说,光照强度、周期节律、频率以及光波长等光自然属性特征与近视发生、发展存在密切关系。生活中的暗环境写字、照明不足、频闪光、劣质屏幕等对孩子近视进展都是具有促进作用的。

## 57. 儿童出现了眼睛疲劳,是不是离近视不远了

视疲劳是一种眼科常见病,它所引起的眼干、眼涩、眼酸胀、视物模糊甚至视力下降直接影响着人的工作与生活。眼疲劳主要是由人们平时全神贯注看电视、电脑或手机等电子产品屏幕时,眼睛眨眼次数减少,造成眼泪分泌相应减少,同时闪烁荧屏强烈刺激眼睛而引起的。而现在的孩子们,处在移动互联网时代,不仅需要看电视里的动画片消遣,还有数不尽的手机游戏,学不完的网络课程。加上2020年的疫情影响,大范围的线上授课,让本该属于成人世界的视疲劳进入了孩子们的世界。那孩子出现了视疲劳,是不是离近视就不远了? 这不能一概而论。造成视疲劳的原因有很多。

1)眼睛屈光异常 当患有远视、近视、散光时,看近时眼睛都需要动用很大的调节力,甚至一些其他动作来提升视物的清晰度,使眼睛过分劳累。

2)眼睛过度集合 近视眼未得到矫正时,由于阅读距离太近而引起过度集合。如此发生恶性循环,以致产生眼疲劳。不断变换焦点:散光时,成像无法在一个点上的时候就需要使用眼内睫状肌的调节作用,来不断地变换焦点,过度地运用调节,睫状肌疲惫会导致相应的神经疼痛。

3)眼部疾病 患有角膜薄翳、晶状体混浊以及其他眼疾引起的视物不清,也易引起眼疲劳。

4)眼发育异常 如两眼瞳距较大,两眼集合困难,易产生眼疲劳。

5)体质及生活因素 比如缺乏锻炼、营养不良、经常失眠、烟酒过度、不注意用眼卫生等,均容易发生眼疲劳。

6)环境因素 工作或学习场所照明不足可以造成眼睛紧张和过多使用调节力,对于孩子而言,因为阅读距离太近而引起过度集合以

及环境因素导致的视疲劳更容易让孩子形成近视。这是因为无论是因为阅读距离太近而引起过度集合以及环境因素都会导致孩子的调节功能过度使用,形成调节紧张甚至调节痉挛。调节痉挛就是人们常说的假性近视。调节功能异常会导致调节滞后量增大,远视力模糊等视觉问题,进而导致儿童正视化进程异常。最终导致近视的产生。

在疫情防控期间,户外活动减少加上大量电子产品使用,儿童视疲劳比例大幅上升,半年来学生近视率增加了 11.7%(《2020 中国青少年近视管理大数据报告》),两者显示出极高的相关性。

小贴士:如何解决孩子的视觉疲劳症状呢?首先眼镜非一般商品,配镜必须医学验光,指导规范戴镜,消除棱镜效应性视疲劳,与此同时,对孩子要进行用眼卫生的教育,少玩电脑、游戏机,多到户外远眺,多锻炼身体。远离视疲劳,远离近视进展。

## 58. 孩子戴上新配的眼镜后头晕,应该怎么办

"孩子戴眼镜头几天有点头晕,感觉不舒服是正常现象,需要适应适应",相信很多家长和近视的孩子都听视光师说过这句话。大多数情况也确实是这样。短则几分钟,长则三五天,不适症状就消散不见了。但也存在怎么也适应不了的情况,这是为什么?

### (1)我们头晕了,怎么找出原因

视光师配完新眼镜后,患者配戴后常出现头痛、眼胀、视物变形、视力模糊,部分验光后发现视力无明显变化或无变化。但新镜的舒适度或清晰度不如旧镜的情况。屈光偏差、光线水平偏差和垂直偏差、轴向偏差等很可能影响新镜片配戴感受。部分患者在配镜期间往往会出现一些特殊的情况,配戴新眼镜后,患者易产生不适感。和原来的眼镜感觉相比,会感到感觉差异。在配戴旧眼镜期间,患者的眼睛

也会发生一定的变化,易导致眼球或多或少出现"不正常"情况。部分人对眼镜更新始终处于抵触状态,虽然眼镜看起来很旧,但配戴感觉很舒适。试图更新,但却很难适应新的眼镜。事实上,比较新眼镜和旧眼镜的不同状态可以将问题的症结所在找出。

### （2）我家孩子说头晕,我该怎么办

1）镜片由球面更换为非球面镜片　可以看到球面透镜的变形。非球面透镜所看到的图像更真实,与球面透镜不同。因此,大脑需要重新调整,这样会引起最初的眩晕。这种现象是正常现象。

2）散光轴位偏差　老眼镜的散光轴与眼睛真正的散光轴不匹配,所以不能清楚地显示视网膜上的东西。现在新的散光轴与真正的散光轴一致。会更强烈地刺激视网膜,图像会变得更清晰,所以出现不适感觉,需要配戴适应一段时间。

3）镜架变形　由于镜框变形,老镜片的角度与标准角度不一致。透镜的光学中心与瞳孔不一致,导致棱镜效应引起眩晕。

4）双眼矫正视力不平衡　双眼视力不平衡,很难适应。如果处方可以调整到平衡,但处方是错误的,直接更换镜片。如果处方不平衡,建议调整镜片,如果镜片不能适应患者的眼睛,则需要直接更换镜片。

## 59. 近视管理的误区——只有高度近视才会有眼部并发症,低度近视不用担心

这种认知是错误的。理论上无论近视程度如何都会增加眼部并发症和视力减退的风险。只要有了真性近视就已经伴随着眼部并发症的发生风险了,只不过近视度数越高,眼部并发症的风险也就越高。-8.00 D 的近视患者发生视网膜相关的眼部问题风险是-4.00 D 近视患者的 10 倍。

## 60. 近视管理的误区——儿童及青少年近视主要原因是遗传因素

儿童及青少年近视的诱因并不完全是遗传基因造成。

1）近视相关性基因是易感基因,而不是致病基因。

2）视网膜局部调控机制:眼球发育遵循追像生长规律。

3）近视发病率呈全球快速增长趋势,不能为基因组成的自发性突变速度所解释。

4）有近视家族史的儿童及青少年,更容易出现近视增长和高度近视。

5）近视是环境与基因的共同结果,且环境的影响已经大过基因的影响。

## 61. 近视管理的误区——孩子刚近视,是假性近视,不用担心

孩子刚出现近视症状的时候,需要前往正规的眼科医院、眼科门诊、视光中心等机构进行全面的检查,通过检查确认是真性近视还是假性近视。在实际操作中,确认近视眼属于真性近视还是假性近视是需要通过睫状肌麻痹验光的结果来判断。即使是假性近视,也需要通过合理的手段尽快治疗,避免后期发展成为真性近视。

## 62. 近视管理的误区——近视了不能戴眼镜,否则会导致眼球变形

高度近视患者如果伴随着眼球变形的现象,其原因是该类型的高

度近视患者的眼轴(眼球的前后径)较长,从而造成眼球突出的现象。对于近视的孩子,为了避免成为高度近视,造成眼球突出等高度近视的并发症,需要在近视度数较低的时候就采取合理的近视管理手段,避免成为高度近视。

## 63. 近视管理的误区——防蓝光眼镜能够预防近视

质量良好、符合国标的质量标准的防蓝光眼镜能够帮助儿童及青少年在使用数码产品的时候抵御有害光线,避免眼睛受到有害光的损伤。但是防蓝光眼镜对于防控近视、延缓近视度数的加深并没有明确的效果。根据临床研究,不正确的防护(比如使用不符合国标的防蓝光镜片等)反而会造成视觉疲劳,从而有可能诱发近视度数增长。

优质的防蓝光镜片需要满足以下透射比要求。

1)波长在 380~450 nm 的光线,透光率<75%。

2)波长在 415~445 nm 的光线,透光率≤80%。

3)波长在 445 nm 以上的光线,透光率要>80%才可以。

## 64. 近视管理的误区——孩子不能戴太阳镜

儿童及青少年的眼睛的屈光系统更加透明,透光率更高,这就会造成在同样的光线条件下,儿童及青少年的眼睛比成年人更容易受到有害光线(比如紫外线、强光)的伤害。在海边、户外、高原、雪地等紫外线强烈的地方,儿童及青少年需要配戴专门的、合格的太阳镜,以抵御有害光线的伤害。但是在选择儿童太阳镜的时候,不仅要考虑太阳镜好不好看、大小是不是合适,还需要确保太阳镜的质量良好。镜架材质要安全,避免孩子过敏;镜片的透射比要符合国标的规定,对于有害光(比如紫外线)要能够做到安全防护,对于正常光的透射比要足够以确保清晰,镜片整体透射比要符合国标。

## 65. 近视管理的误区——通过视觉训练,孩子裸眼视力提升就说明近视度数被"训练好了"

我们经常会发现有一些机构提供恢复视力的视觉训练,很多家长在进行训练之后确实发现裸眼视力有提升,于是就理所当然地认为:近视通过训练被"治好"了。

然而前往医院或其他正规眼保健机构进行检查之后,发现孩子的屈光度(近视度数)并没有改变,这是为什么呢?因为通过训练提升的是裸眼视力,其并不会降低近视度数或者降低近视的并发症风险,只是通过各种不同的训练方法,提升了视觉中枢的模糊适应的能力。通俗来说,就是在训练的时候不戴眼镜,使眼睛不得不在模糊的环境中进行锻炼,提升辨别物体细节的能力,裸眼视力会有一定的提升。所以,视觉训练虽然会不同程度地提升裸眼视力,但是并不能"治好"近视。常见的视觉训练主要是训练调节、集合等视觉功能。

## 66. 阿托品预防近视真的有效吗

近年来比较有公信力的有关阿托品近视控制的临床随机对照研究中,最著名的是"阿托品控制近视的 5 年临床研究"(Five-Year Clinical Trial on Atropine for the Treatment of Myopia,简称 ATOM),目前做了 2 期的研究(分别为 ATOM1 和 ATOM2),结果已经证实了阿托品的近视控制作用。

前 2 年,1.0%、0.5%、0.1% 和 0.01% 浓度的阿托品延缓近视的发展程度分别是 80%、75%、70% 和 60%。2 年后停止用药,停药后,浓度越高的近视反弹、近视发展越快(表现为近视发展的斜率比未用药组还大)。然而,0.01% 浓度的阿托品的近视反弹现象则不明显。

在停药的 1 年中,0.5%、0.1% 和 0.01% 浓度的阿托品组中,分别有 68%、59%、24% 的人近视进展超过了 0.5 D,让这些人再用 0.01% 阿托品继续治疗;用 0.01% 阿托品的,5 年近视进展不超过 1.4 D;未用药的对照组,在 2.5 年时近视进展就 1.4 D 了。

近些年来的研究一致认为,0.01% 浓度的阿托品滴眼液能有效减缓儿童近视进展并且带来比较少的副作用。

## 67. 阿托品预防近视的机制是什么

阿托品是一种非选择性的胆碱能 M 型受体拮抗剂,在眼科临床上多用于解除调节痉挛和散瞳等,具体控制近视的作用。机制尚不确切。目前认为阿托品并非通过放松调节的机制控制近视的,而是直接通过作用于视网膜和巩膜,且由 M1 和 M4 受体介导,通过作用于 M1 和 M4 受体实现的,并且在一些实验中获得相关证据如下。

1)鸟类的睫状肌是横纹肌,调节作用不受阿托品影响,但实验证明阿托品仍然可以有效控制小鸡近视模型的近视进展,所以阿托品控制近视不是因为其对调节的抑制作用。

2)研究发现阿托品在抑制近视进展期间,巩膜的形态学变化比较明显,巩膜神经纤维层增厚,而且软骨变薄,所以认为阿托品是通过巩膜纤维层发挥控制近视作用。

目前国际上的经验一般推荐低浓度阿托品连续使用 2 年,所以建议在儿童近视发展较快的时期使用,比如确实年龄低而近视度数高、近视进展快或其他近视控制工具不合适或效果不好的情况下使用。而且需要签署知情同意书,在医生的密切监控下使用。

## 68. 使用阿托品治疗近视时有什么不良反应

阿托品浓度越高,近视控制效果越好,但是药物引起的不良反应也越明显。按目前临床研究,低浓度阿托品(0.01%)在保持相对好的近视控制效果的同时,不良反应相对较轻,患者耐受性较高,可能的不良反应包括如下。

1)瞳孔散大、畏光和视近模糊　阿托品作用于瞳孔括约肌中的 M 受体,与之拮抗,使括约肌麻痹,瞳孔散大,畏光;阻断胆碱能神经对睫状肌的作用,造成调节麻痹,视近困难。浓度越高,这类症状越明显,研究发现0.025%的阿托品是不引起临床症状的最高浓度,一般不会引起不适。

2)过敏问题　研究中显示仅有小部分儿童及青少年发生过敏性结膜炎、过敏性睑缘炎等问题,其中使用高浓度阿托品患病人数较多,低浓度阿托品则不会发生过敏性疾病。如果配药不当,如防腐剂或杂质过多会大幅增加过敏性结膜炎、接触性结膜炎的概率。

3)停药后反弹　长期规律使用阿托品可以有效控制近视增长,但停药后会有不同程度"反弹",阿托品浓度越高,反弹越明显,而0.01%阿托品反弹不明显。

4)眼压变化　长期使用阿托品可引起高眼压。

## 69. 儿童为什么要进行散瞳验光

儿童眼调节能力较强,不同年龄调节力不同,年龄越小调节力越强,在验光的过程中如果调节紧张或调节痉挛时,睫状肌不能完全放松而造成额外的调节会形成对验光的干扰,这种情况下,近视眼的验光结果比实际的高,远视眼的验光结果比实际的低。所以,为获得准确的屈光度,儿童屈光不正患者需要充分麻痹睫状肌后再进行验光检查,也就是我们平时说的散瞳验光。

其实散瞳是睫状肌麻痹验光的附带作用,散瞳会带来畏光、流泪等不舒适,这些是我们不希望出现的情况。其实,平时说的"散瞳验光"的表达是不确切的,准确的说法应该是"睫状肌麻痹验光"。

## 70. 什么情况下必须进行散瞳验光

一般 12 岁以下的儿童都应该做睫状肌麻痹验光。除此之外,以下情况也需要采用睫状肌麻痹验光。

1)矫正视力差或在验光过程中出现视力波动。

2)视网膜检影过程中影动不稳定。

3)检影结果和主觉验光结果差异明显。

4)内斜或内隐斜明显者。

5)视疲劳症状与屈光不正情况不相符合。

6)高度远视或者高度散光(高度散光容易造成调节波动、调节不稳定)。

此外还需要注意的是:①年龄越小调节越强,需要的睫状肌麻痹剂作用要越强,一般 8 岁以下儿童需要用强睫状肌麻痹剂,如环喷托酯;②浅色虹膜(白种人)人种对睫状肌麻痹剂更敏感,需要弱一些的麻痹药物;③用药剂型首选滴剂或者凝胶滴眼剂,次选膏剂。

## 71. 快散与慢散有什么区别

常用睫状肌麻痹剂比较(见表5-2)。

表5-2　临床3种常用睫状肌麻痹剂比较

| | 阿托品 | 环喷托酯 | 托吡卡胺 |
|---|---|---|---|
| "散瞳验光"方式 | 慢散 | 快散 | 快散 |
| 典型药物 | 1%阿托品眼用凝胶 | 1%盐酸环喷托酯 | 0.5%、1%托吡卡胺 |
| 用药方法 | 每天3次,连续使用3 d,共9次后检查 | 1. 先点一滴<br>2. 间隔5 min点2次1%环喷托脂滴眼液<br>3. 30 min后可以做睫状肌麻痹验光检查,如瞳孔小于6.0 mm,可以再点一次 | 5 min一次,每次一滴,共4次,最后一次滴眼30 min后检查 |
| 起效时间 | 60~180 min | 第一次滴药后20 min | 第一次滴药后45 min |
| 检查时机 | 点药3 d后 | 第一次滴药后的第45 min到第75 min | 第一次滴药后的第25 min到第85 min |
| 复查时机 | 2~3周 | 第一次滴药后24/48 h | 第一次滴药后8 h |
| 麻痹效果 | 最强 | 相对强 | 相对弱 |
| 开始散瞳 | 30~40 min | 10 min | — |
| 瞳孔最大 | | 60 min | 30 min |
| 瞳孔开始恢复 | | 2 h | 90 min |
| 瞳孔完全恢复 | 7~10 d后 | 24/48 h | 24 h |
| "散瞳验光"方式 | 慢散 | 快散 | 快散 |
| 全身不良反应 | 灼热感、面部潮红、口干、头晕、恶心、皮疹、心悸等 | 较阿托品程度轻 | 轻微 |
| 眼部不良反应 | 刺激性结膜充血、分泌物增多、过敏性结膜炎 | 较阿托品程度轻 | 轻微 |
| 用药原则 | 低龄远视、高度远视、内斜、弱视的儿童 | 可替代阿托品对6~12岁一般屈光不正非斜视儿童验光,可作为常规睫状肌麻痹剂 | 8岁以上单纯近视,无特殊情况的儿童建议用环喷托酯取代 |

## 72. 视觉训练与视知觉训练有什么不同

我们平时所提到的"视觉训练"，多是指视功能训练。视功能训练是指对眼外肌运动，大脑融像的训练；训练内容包括调节与放松、集合与发散、追踪、扫视及立体视等的训练。训练的目的是改善双眼视功能，提高大脑的融像能力，改善调节功能，处理视疲劳，提高阅读效率等。视功能训练要求在屈光矫正的基础上进行，不以提高裸眼视力为目的。

而比较吸引大众眼球的是能提高裸眼视力的训练，这种训练侧重于大脑皮质的认知训练，可称为"视知觉训练"。与视功能训练不同，视知觉训练不做或较少做眼球运动与调节的训练，只是静静地看就可以。这种多以强调通过训练可以摘镜，提升裸眼视力为目的。视知觉训练提高的是裸眼视力，但不能改变屈光度；视知觉训练能提高裸眼视力只能在"模糊"的状态下提高，一旦视物清晰（屈光矫正视知觉训练）就没有作用了，视知觉训练不能控制儿童近视的进展。视知觉训练提高裸眼视力，是一种变相的"自我安慰"的行为，没有儿童近视管理作用，并且还会因为训练维持或提高裸眼视力掩盖了近视加深的真相，从长远角度来看，对儿童视力的保护起反作用。

目前我国高度重视儿童近视问题，由政府牵头各地都在大力做近视筛查。这些做了视力训练也提高了裸眼视力的孩子，有可能会因为裸眼视力看似正常但不被近视筛查出来而被认为正常，导致近视的儿童就被"漏筛"了。如果这一些做过"视力训练"的儿童很多，还会造成总体的近视患病率下降的假象，给政府的近视筛查数据中增加了假阴性结果，增加了准确统计的难度。

# 73. 学校为什么要定期普查学生的视力

有一些孩子等到视力下降到实在看不清楚了才检查视力,这时往往为时已晚,只能配戴眼镜了,并且度数还不低,如果平时定期检查视力,及时发现视力下降的话,可以进行积极干预,假性近视多数可以恢复到正常,就不至于马上配戴眼镜了。所以,学校进行定期视力普查很重要。

1)可以及时全面掌握学生的视力情况,能及早发现新产生的视力减退者,并作为积极矫治的对象。

2)对视力尚好,不注意用眼卫生者,应作为重点教育对象。

3)对原有近视,视力继续下降者应采取防止下降的措施。

4)对因视力下降影响学习的学生,务必经过视光师检查后决定治疗或戴镜,不要调往前排就座,加重调节痉挛的程度,加快近视的发展。

5)对于高度近视的青少年除应配戴合适的眼镜外,还要牢记不要参加各种剧烈的体育运动,如打篮球、踢足球等,随时注意防止跌撞外伤,预防可导致失明的视网膜脱离这类严重并发症的发生。高度近视者如戴镜视力突然明显下降,眼前有闪光,眼前黑影加重或视物缺损变形,要马上检查治疗。

6)对幼儿园和小学一二年级儿童视力普查时,如发现视力低于5.0(1.0)的,不要单纯考虑是近视,对合并眼位不正的儿童,要考虑可能是远视合并的弱视或其他眼病,要督促家长尽早带孩子详细检查,以便得到及时治疗。一般在每学期开始和期中各检查 1 次,也就是说半年进行 1~2 次检查为宜,将检查中发现的问题和结果及时反馈给家长,请家长协助学校进行治疗或到视光机构诊治。

## 74. 都做近视管理,为什么我家孩子的度数还是涨了

　　虽然临床研究认为一些近视管理工具和手段(角膜塑形、多焦点软镜、多区正向光学离焦技术镜片、户外活动、阿托品……)是有效的,但我们得理解什么叫"有效"。医生们常说的"有效"是指对群体的统计结果,但是对于个体来说,就因人而异了。我们可以把管理近视手段的有效性看作一种对群体而言的概率事件,但这些方法在个体确实是有差异的原因如下。

　　1)年龄　近视发生发展有敏感时期,敏感期近视度数会增加得很快。比如9岁和16岁的孩子比,9岁的孩子处于近视发展敏感期,可能不管怎么做近视管理,近视度数增加也会比16岁(近视发展已经趋于稳定)的不做管理还随意"毁眼"的孩子快。

　　2)近视程度　一些近视管理手段对近视程度的控制效果不同。比如同样在做角膜塑形的两个孩子,一个-1.00 D近视,一个-4.00 D近视,同样条件下,-4.00 D近视的这个孩子近视控制效果会更好。

　　3)遗传背景　父母都是近视,尤其是高度近视的情况,孩子近视控制的效果可能就不好。

## 75. 如何管理影响近视发生和发展的环境因素

　　1)近距离工作　近距离工作被公认为是影响近视发生发展的危险因素,与近视的发展呈正相关。除了近距离工作的总量外,近距离工作持续时间(>45 min)、阅读距离近(<33 cm)等也是近视的重要危险因素,所以要普及20-20-20法则。

　　2)户外活动　户外活动时间与近视的发病率和进展量呈负相关,

是近视的一种保护因素。因此,提倡在学龄前如幼儿园时期就开始增加户外活动时间,有条件的地方鼓励每天增加户外活动 1 h。

3)读写习惯　不良读写习惯是近视的危险因素。写字时歪头、握笔时指尖距笔尖近(<2 cm)的青少年近视患病率较高。应培养良好的读写习惯,握笔的指尖离笔尖一寸(3.3 cm)、胸部离桌子一拳(6~7 cm),书本离眼一尺(33 cm),保持读写坐姿端正,不在行走、坐车或躺卧时阅读。

4)采光照明　读写应在采光良好、照明充足的环境中进行,桌面的平均照度值不应低于 300 勒克斯(lx),并结合工作类别和阅读字体大小进行调整,以避免眩光和视疲劳等。

5)眼保健操　眼保健操可让眼睛放松。临床研究表明,做眼保健操相比不做眼保健操可以减少调节滞后,改善主观视疲劳感受,从而有助于控制近视。

6)其他　近视发生发展的其他环境因素可能还包括营养、睡眠时间、微量元素、电子产品的使用等,所以要进食合理膳食、不挑食,保证充足的睡眠,不熬夜。

## 76. 单纯性近视的矫正措施有哪些

### (1)框架眼镜

框架眼镜是最简单安全的矫正器具,应做到每年至少一次复查,及时调整眼镜度数。对于儿童近视患者,应至少每半年进行一次复查。目前比较公认的是,过矫会导致调节过度,加重近视发展,应当避免。单焦镜为临床常见框架眼镜类型,对于调节存在问题的患者还有双焦镜、三焦镜和渐进镜等。双焦镜上半部分焦点距离为远距离物体,下半部分焦点距离为阅读距离。渐进镜可增加视物远近范围,早期老视且不要求视近时视野大的人群适用。视近有明显外隐斜或外斜的青少年配戴渐进镜片可能会加重症状,影响双眼视功能。

### (2)角膜接触镜

1)软性接触镜　可用于近视的矫正,部分儿童可用于恢复双眼视和促进视觉发育。无自理能力的儿童或老年人若有需求必须在医师和监护人的密切监督下使用。眼部有任何活动期急性炎症、全身有影响配戴的病变、过分神经质、个人卫生不良、依从性差而不能定期复查、对护理液过敏或生活工作环境卫生差者,应禁用或慎用。

2)硬性接触镜　适用于有需求而又无禁忌证的任何年龄配戴者。年龄过小或过大者,因存在对问题察觉敏感性或操作依从性问题,应增加对安全性的监控。近视、远视、散光、屈光参差,尤其是圆锥角膜及角膜瘢痕等所致的不规则散光可优先考虑选择。眼表活动性疾患或影响接触镜配戴的全身性疾病等应禁用。长期处于多风沙、高污染环境、经常从事剧烈运动者应慎用。

3)角膜塑形镜　是一种逆几何设计的硬性透气性接触镜,通过配戴使角膜中央区域的弧度在一定范围内变平,从而暂时性降低一定量的近视度数,是一种可逆性非手术的物理矫形方法。临床试验发现长期配戴角膜塑形镜可延缓青少年眼轴长度进展约 0.19 mm/年。在一般接触镜适应证与非适应证的基础上,重点强调未成年儿童需要有家长监护配合治疗。对于较高屈光度数等疑难病例的验配,需由临床经验丰富的医师酌情考虑验配。

### (3)手术矫正

近视的手术矫正是通过手术方式改变眼的屈光度,主要方法有激光角膜屈光手术和有晶状体眼人工晶状体植入术。近视矫正手术需要严格按照各类手术的禁忌证和适应证进行筛查和实施,主要适用于 18 岁以上度数稳定的近视患者。

1）激光角膜屈光手术：对于年龄在 18 岁以上，屈光力稳定在 2 年以上，精神及心理健康，具备合理的摘镜愿望和合适的术后期望值者可以考虑激光角膜屈光手术，但在手术前需进行相关的术前检查，符合相应规定的角膜厚度、屈光度数及预设切削深度等条件方可进行手术，不同术式的术前条件要求不同。激光角膜屈光手术术式主要分为两类：激光板层角膜屈光手术和激光表层角膜屈光手术。激光板层角膜屈光手术通常指以机械刀或飞秒激光辅助制作角膜瓣的准分子激光原位磨镶术，也包括仅以飞秒激光完成微小切口角膜基质透镜取出的术式。

激光表层角膜屈光手术是指以机械、化学或激光的方式去除角膜上皮，或者机械制作角膜上皮瓣后，在角膜前弹力层表面及其下角膜基质进行激光切削，包括：准分子激光屈光性角膜切削术、准分子激光上皮下角膜磨镶术、机械法——准分子激光角膜上皮瓣下磨镶术及经上皮准分子激光角膜切削术。

2）有晶状体眼人工晶状体植入术：一般适用于近视度数较高、不愿意戴眼镜但又不适合激光角膜屈光手术者。采用有晶状体眼人工晶状体植入术矫正近视是在保留自然晶状体的情况下，在前房或后房植入负度数人工晶状体。

## 77. 病理性近视及相关并发症的治疗措施有哪些

病理性近视眼患者眼轴不断伸长、后巩膜葡萄肿不断进展，患者常出现相应的眼底改变，导致视网膜和脉络膜的变薄，出现漆裂纹、脉络膜新生血管、黄斑萎缩、黄斑裂孔、视网膜下出血、视网膜变性和孔源性视网膜脱离等视网膜疾病，从而造成严重的、不可逆性的视力损害。主要针对眼底改变及并发症进行的治疗有如下几种。

### (1)激光光凝治疗

中高度近视伴周边视网膜裂孔、变性和(或)玻璃体牵引或对侧眼已出现视网膜脱离患者,可予以预防性视网膜激光治疗避免视网膜脱离的发生。

### (2)光动力学治疗

光动力学治疗对于老年性黄斑变性引起的 CNV 已有了十分确定的治疗效果。病理性近视也可引起黄斑部的 CNV,光动力治疗对治疗病理性近视的黄斑区 CNV 有一定疗效。

### (3)抗血管内皮生长因子治疗

脉络膜新生血管的发生是病理性近视视力丧失的主要原因。抗血管内皮生长因子药物使玻璃体腔内血管内皮生长因子的浓度下降致使 CNV 减退。目前大规模临床研究已经初步证实玻璃体腔内注射抗血管内皮生长因子药物对于治疗病理性近视继发的黄斑下 CNV 安全有效,可明显提患眼的最佳矫正视力。

### (4)手术治疗

1)后巩膜加固术 主要适用于早期发生的近视>-3.00 D,每年进展>-1.00 D,预测有可能发展为变性近视;儿童及青少年发展迅速的变性近视>-6.00 D,每年进展>-1.00 D,伴有眼球前后扩张、后巩膜葡萄肿形成,伴或不伴视力下降;年龄在 20 岁以上,屈光度>-10.00 D,视力进行性下降,后巩膜出现明显的葡萄膜肿,荧光素眼底血管造影显示眼底退行性变;年龄在55~60 岁,尽管屈光度数不增加,但合并明显的视网膜、脉络膜退行性变;高度近视合并视网膜脱离,在视网膜复位手术的同时行巩膜加固术。该手术可以稳定眼轴,有效控制病理性近视的度数,改善或治疗病理性近视的眼底并发症。应用加

固材料紧贴眼球后极部变薄的巩膜壁,使该区巩膜壁厚度及韧度增加,控制眼球扩张。

2)孔源性视网膜脱离复位巩膜扣带术 ①视网膜脱离不合并严重的增生性玻璃体视网膜病变;②视网膜脱离不合并后极部视网膜裂孔;③视网膜脱离不合并脉络膜脱离。

3)玻璃体切除手术 玻璃体切割术(联合内界膜剥除)应用较广泛,多数研究证实了较以往其他手术术式有更高的视网膜复位率和裂孔闭合率,且术中眼内硅油填充也被证明较气体填充有更好的预后效果,尤其在老年病理性近视眼底后极部视网膜萎缩严重,未予眼底激光治疗的患者。黄斑裂孔是高度近视常发生的一种疾病,黄斑裂孔可导致视网膜脱离,手术治疗方法包括巩膜扣带术联合或不联合冷凝、激光光凝术、单纯玻璃体腔注气术、玻璃体切割术伴或不伴内界膜剥离术、联合玻璃体腔注气或硅油填充术等。

# 参考文献

［1］瞿佳.眼视光学理论和方法［M］.北京：人民卫生出版社,2018.

［2］梅颖,唐志萍.视光师门诊笔记［M］.北京：人民卫生出版社,2017.

［3］王增源,张迪,杨瑜瑕.认识近视防控近视［M］.北京：人民卫生出版社,2014.

［4］潘学龙.如何防治近视才有效［M］.北京：军事医学科学出版社,2007.

［5］魏瑞华.临床双眼视觉学［M］.北京：人民卫生出版社,2021.

［6］中华医学会眼科学分会斜视与小儿眼科学组,中国医师协会眼科医师分会斜视与小儿眼科学组.中国儿童弱视防治专家共识（2021 年）［J］.中华眼科杂志,2021,57（5）:336-340.

［7］中华预防医学会公共卫生眼科分会.中国学龄儿童眼球远视储备、眼轴长度、角膜曲率参考区间及相关遗传因素专家共识（2022 年）［J］.中华眼科杂志,2022,58（2）:96-102.

［8］中华医学会眼科学分会眼视光学组.儿童屈光矫正专家共识（2017）［J］.中华眼视光学与视觉科学杂志,2017,第 12 期 705-710.

［9］中华医学会眼科学分会眼视光学组.近视管理白皮书（2022）［J］.中华眼视光学与视觉科学杂志,2022,24（9）:641-648.

［10］郭芳,魏瑞华,吴绵绵,等.近视动物模型及发病机制的研究进展［J］.眼科新进展,2018 年第 5 期 490-496.

［11］王文慧,保金华,邓军,等.模糊适应对模糊敏感性和对比度视力的影响研究［D］.温州:温州医学院,2011.

［12］李发标,孔祥斌,麦雪燏,等.0.01％阿托品滴眼液联合角膜塑形镜在控制青少年近视进展中的效果［J］.广西医科大学学报,2019 年第 11 期 1743-174.

［13］中华医学会眼科学分会眼视光学组,中国医师协会眼科医师分会眼视光学专业委员会.儿童青少年近视普查工作流程专家共识(2019)［J］.中华眼视光学与视觉科学杂志,2019,21(1):1-4.

［14］中华医学会眼科学分会斜视与小儿眼科学组.中国儿童睫状肌麻痹验光及安全用药专家共识(2019 年)［J］.中华眼科杂志,2019,55（1）:7-12.

［15］中华医学会眼科学分会眼视光学组.重视高度近视防控的专家共识(2017)［J］.中华眼视光学与视觉科学杂志,2017 年第 7 期 385-389.

［16］LAM C S Y, TANG W C, TSE D Y, et al. Defocus incorporated multiple segments (DIMS) spectacle lenses slow myopia progression: a 2-year randomised clinical trial［J］. Br J Ophthalmol, 2020, 104: 363-368.

［17］LAM C S, TANG W C, HEE P H, et al. Myopia control effect of defocus incorporated multiple segments (DIMS) spectacle lens in Chinese children: results of a 3 - year follow - up study［J］. Br J Ophthalmol, 2022, 106(8):1110-1114.

［18］Coviltir V, Burcel M, Cherecheanu A P, et al. Update on myopia risk factors and microenvironmental changes［J］. J Ophthalmol, 2019, 2019:4960852.

/ 广告 /

# 辛彦篆刻作品精选

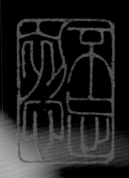

不忘初心

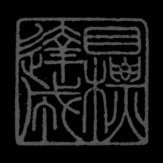

家庆

目标达成

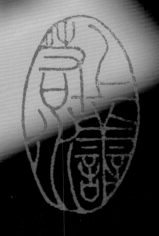

上善若水

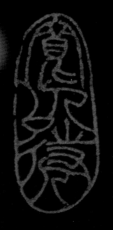

宽以待人

中流砥柱

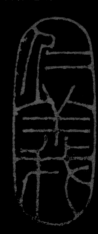

仁义

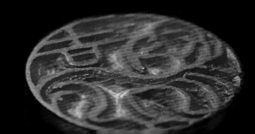

一种传统的艺术形式，因古

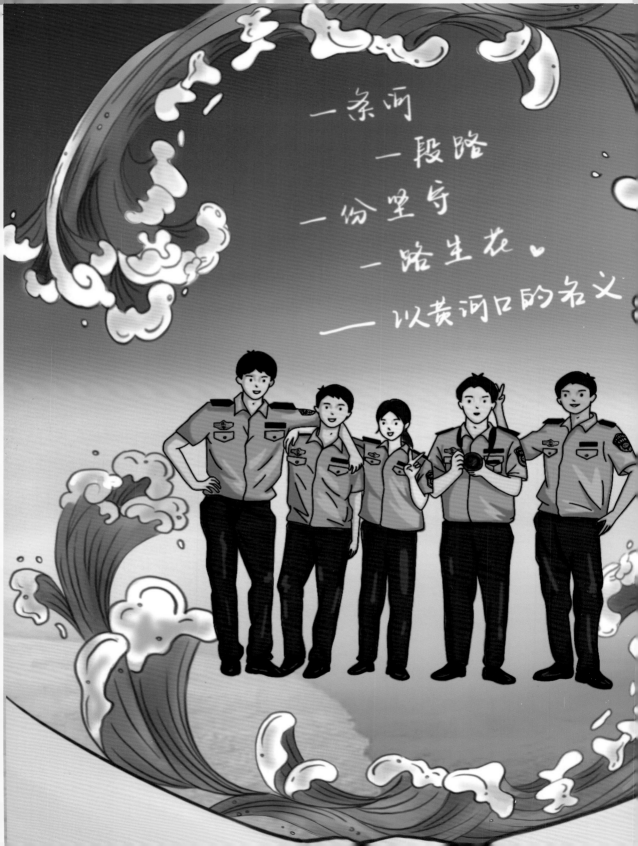